50 exercices pour être en forme

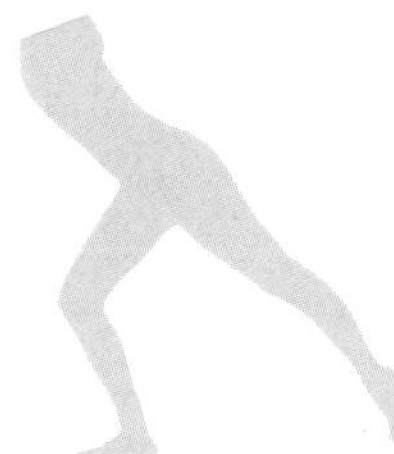

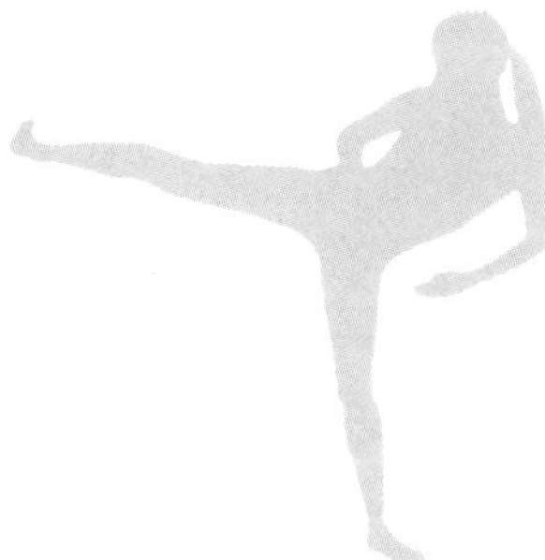

Avertissement :

L'auteur et l'éditeur ne sauraient être tenus pour responsables des accidents qui pourraient survenir à la suite de l'éxécution des exercices présentés dans ce livre.

Direction d'ouvrage : Brigitte Arnaud
Réalisation : Atelier B. A.
Maquette : Élisabeth Fally
Couverture : Studio Création Flammarion

ISBN : 2-0820-1029-5
Imprimé en France

JEAN-CHRISTOPHE BERLIN

50 exercices pour être en forme

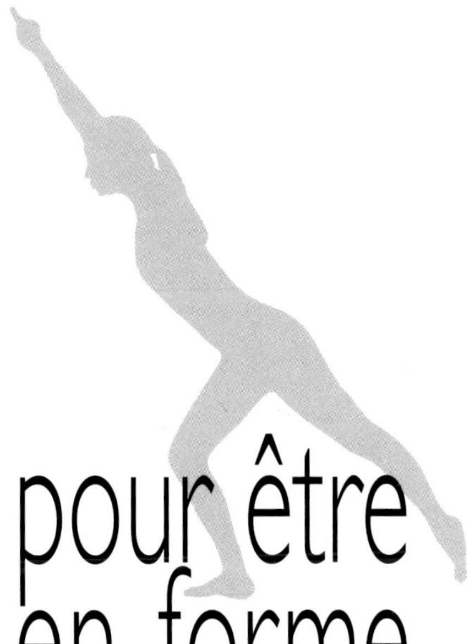

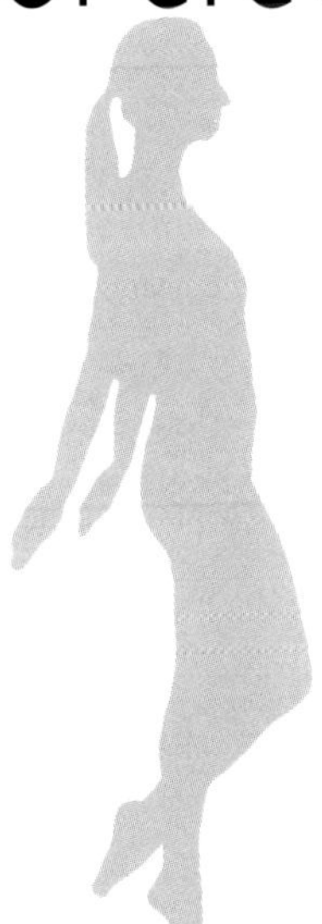

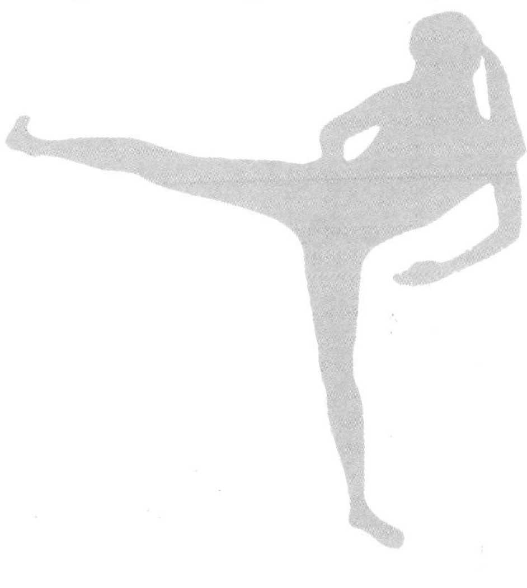

Flammarion

Sommaire

Méthode pour être en forme

La forme d'une personne est évaluée par rapport à son allure extérieure mais aussi par son comportement et son efficacité dans l'action. On dira d'un sportif qui gagne qu'il est en forme et qu'il n'est pas en forme s'il perd. Pour le sportif comme pour le sédentaire, il existe un seuil de forme, une forme optimum et une méforme.

Le seuil de forme

C'est votre rendement courant, vous êtes capable sans trop d'efforts de remplir toutes les tâches quotidiennes.

La forme optimum

Ce sont les performances inhabituelles, réalisées soit grâce à un entraînement spécifique, soit stimulé par une motivation particulière, comme une compétition ou un événement exceptionnel.

La méforme

C'est une baisse de forme passagère, entraînant un manque de rentabilité dans vos activités et une démotivation. La cause la plus importante de la méforme est le stress. Le stress est une réponse de l'organisme à une sollicitation extérieure entraînant parfois des réactions pathologiques. La conséquence la plus fréquente du stress est un état de tension de l'organisme provoquant des insomnies, une anxiété, une baisse de motivation, pouvant conduire à un état dépressif. La méforme peut être passagère ou s'installer durablement.
Entre ces 3 stades d'évaluation de la forme – le seuil de forme, la forme optimum et la méforme –, il existe des stades intermédiaires. Avec le temps, nos performances sont différentes, ainsi la forme de nos 20 ans n'est pas la même à 50 ou à 70 ans.

Comment se maintenir en forme ?

Face aux agressions extérieures et aux « outrages du temps », il faut opposer une défense appropriée et maintenir son corps dans un état de fonctionnement satisfaisant afin de répondre à toutes les sollicitations.

Faire de la gymnastique

La vie sédentaire abaisse le niveau de performance physique et fragilise notre organisme. Pour y remédier, il faut faire des exercices très régulièrement. Ces exercices doivent maintenir une bonne souplesse articulaire (il est possible de faire le grand écart à 80 ans !) et une force musculaire satisfaisante, la fibre musculaire étant capable de se régénérer tout au long de la vie. Cependant, il est inutile, voire dangereux, de vouloir à tout prix se maintenir en forme : plusieurs heures de sport intensif après une inactivité physique presque totale peuvent être très dangereuses. C'est grâce à un entretien régulier et progressif de notre corps que notre forme et notre santé s'amélioreront.

Test : évaluez votre forme

	oui	non
1. Assis, jambes tendues, touchez-vous vos pieds ?		
2. Assis, jambes tendues et écartées, touchez-vous un de vos pieds avec vos deux mains ?		
3. Couché sur le dos, jambes tendues en l'air, touchez-vous vos chevilles avec vos deux mains ?		
4. Faites-vous facilement l'exercice n° 19 ?		
5. Faites-vous facilement l'exercice n° 49 ?		
6. Debout, faites 30 flexions des genoux en 45 secondes en respirant profondément : le faites-vous sans être essoufflé ?		

Résultats

Entre 0 et 2 oui
Votre forme actuelle ne demande qu'à s'améliorer : commencez vos exercices par les « faciles », suivez bien la progression et recommencez le test dans un mois.

3 ou 4 oui
Certains exercices vont vous paraître faciles. Gardez les « faciles » en échauffement et appliquez-vous sur les « moyens », mais ne brûlez pas les étapes.

5 ou 6 oui
Votre forme est satisfaisante. Vous connaissez vos possibilités : vous devez les entretenir et progresser avec la série des exercices « difficiles ».

Un programme personnalisé

Je vous propose, grâce à la pratique régulière de ces exercices, de recouvrer la forme et de la maintenir. Il suffit de quelques minutes par jour pour augmenter votre souplesse et votre tonus.

Vous effectuerez un travail progressif avec des exercices de plus en plus difficiles.

La méthode de travail consiste à effectuer **trois exercices par jour, tous les jours**. Vous pourrez ainsi améliorer votre condition physique et, pour les sportifs, vous préparer à votre discipline.

Comment utiliser ce livre ?

Il est divisé en trois parties : facile, moyen, difficile.

Je vous conseille de suivre cette progression en commençant par les faciles, ne passez aux moyens que lorsque les faciles sont exécutés sans peine.

Lorsque vous en êtes aux moyens, conservez un exercice facile en début de votre séance comme échauffement.

Une fois que les exercices moyens ne vous posent plus de problème, passez aux difficiles, en gardant toujours un exercice facile pour l'échauffement.

Comment une séance se déroule-t-elle ?

Choisissez 3 exercices et exécutez-les à la suite en suivant bien les indications.

Comment choisir les exercices ?

Quel que soit votre degré de forme, choisissez 3 exercices parmi les plus faciles.

Choisissez la partie de votre corps que vous voulez faire travailler.

Les exercices proposés vont soit vous étirer, soit renforcer vos muscles.

Alternez le travail d'étirement et de renforcement musculaire en choisissant un exercice de chaque catégorie.

Combien de fois par semaine doit-on s'exercer ?

Il est souhaitable de s'exercer tous les jours, mais 3 fois par semaine est le rythme minimum pour obtenir un résultat satisfaisant.

Quand doit-on changer d'exercice ?

Vous pouvez changer à chaque séance, mais il est préférable de garder les mêmes exercices au moins 3 séances de suite pour bien les exécuter.

Lorsqu'ils vous paraissent faciles, changez et lorsque vous aurez fait tous les faciles, passez aux moyens, puis aux difficiles.

Combien de temps une séance dure-t-elle ?

Les exercices ont à peu près tous la même durée ; si vous faites 3 exercices à la suite, la séance devrait durer entre 10 et 15 minutes.

Si vous le souhaitez, vous pouvez prolonger la séance en exécutant 4 ou 5 exercices supplémentaires.

Comment se remettre en forme rapidement ?

Après une longue période d'inactivité, il faudra 1 mois pour retrouver une forme convenable.

Une habitude à prendre tous les jours !

Programme sur un mois

1re semaine

Choisissez 3 exercices parmi les plus faciles en variant étirement et renforcement musculaire.

Répétez-les pendant 3 jours.

Au bout de 3 jours, changez et gardez les nouveaux jusqu'à la fin de la semaine.

2e et 3e semaines

Changez d'exercices tous les 3 jours, en intégrant progressivement des exercices moyens.

4e semaine

Reprenez les exercices qui vous ont paru difficiles.

À la fin du mois

Vous devez avoir progressé pour l'exécution de certains exercices faciles.

Vous devez avoir pris le rythme des exercices quotidiens.

Je vous conseille de continuer et de passer au chapitre suivant.

Travaillez régulièrement !

Comment se maintenir en forme toute l'année ?

Vous avez pris l'habitude de vous exercer régulièrement, continuez ce rythme.

> Vous pouvez cesser les exercices pendant les vacances, si vous les remplacez par une autre activité physique, comme la marche, le vélo ou la natation.

Je vous propose de choisir une partie du corps à travailler pendant 1 mois : par exemple les fessiers.

> Respectez la règle de 3 exercices minimum par jour.

Choisissez d'abord des exercices faciles ; lorsqu'ils sont bien effectués, passez aux moyens, puis aux difficiles.

> En fin de mois, évaluez vos progrès en refaisant les exercices du début du mois.

Les mois suivants, changez de partie du corps et suivez la même progression.

> Au bout de 6 mois, vous devez avoir suffisamment progressé pour intégrer davantage d'exercices difficiles.

Vous avez pris l'habitude de faire des exercices ; je vous conseille de continuer à évaluer vos progrès chaque mois et à changer souvent pour rompre la monotonie.

> Changez de partie du corps quand vous le souhaitez ou en fonction d'une échéance particulière : les jambes, par exemple, si vous partez faire une semaine de ski.

Au bout d'un an, vous aurez fait tous les exercices, même les plus difficiles. Maintenant que vous en avez constaté les bienfaits, continuez à vous entraîner le plus souvent possible…

Quels muscles faire travailler ?

Les muscles ont un rôle bien précis dans l'exécution des mouvements. Ils forment le moteur des articulations. Pour développer leur force, on fait des exercices de renforcement musculaire. Si l'on veut augmenter leur souplesse, on effectue des exercices d'étirement.

Les ischio-jambiers (l'arrière des cuisses)

Ils relient la partie postérieure du bassin à la partie postérieure du genou. Ils fléchissent les genoux et jouent un rôle important dans la marche, la course et l'escalade.
Les ischio-jambiers sont en position raccourcie lorsque l'on est assis et ont tendance à perdre leur souplesse. La rétraction de ces muscles limite les mouvements du bassin et favorise un certain nombre de pathologies vertébrales. Sollicité pendant les activités sportives, l'arrière des cuisses a besoin d'être étiré souvent pour éviter les accidents musculaires, comme les contractures ou les déchirures et pour lui garder une bonne élasticité.

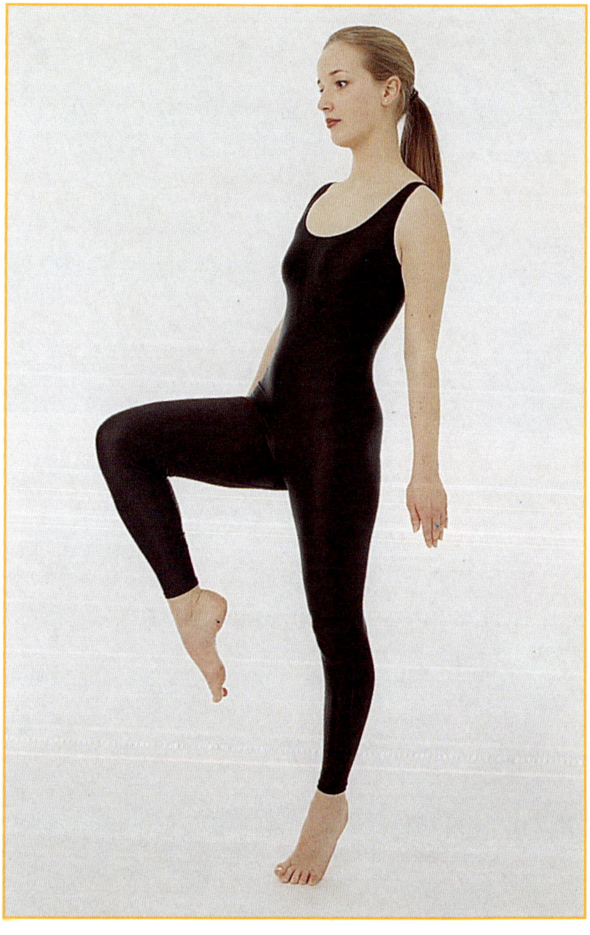

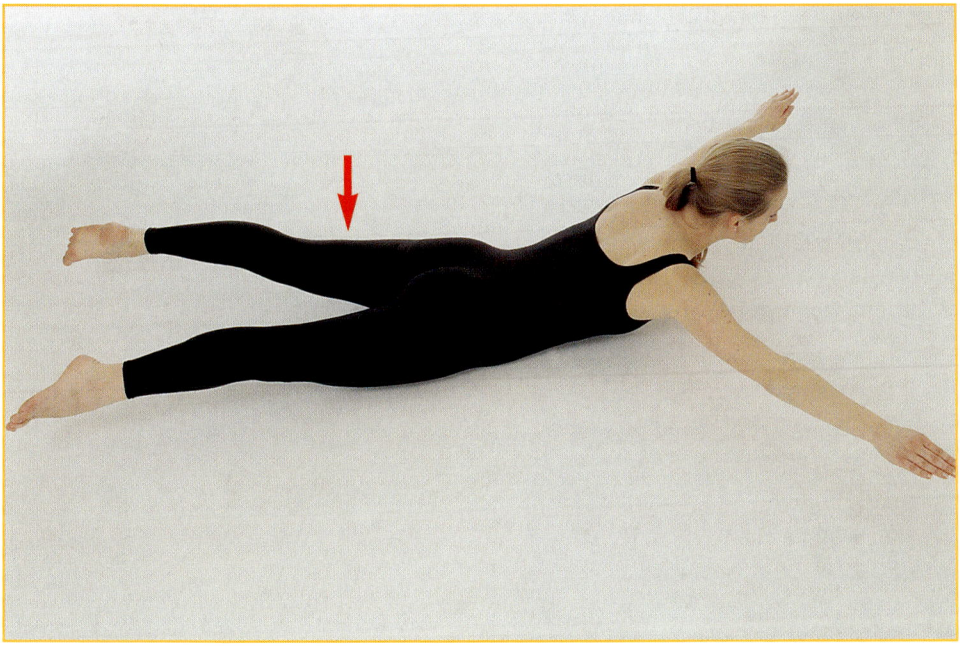

Les adducteurs (l'intérieur des cuisses)

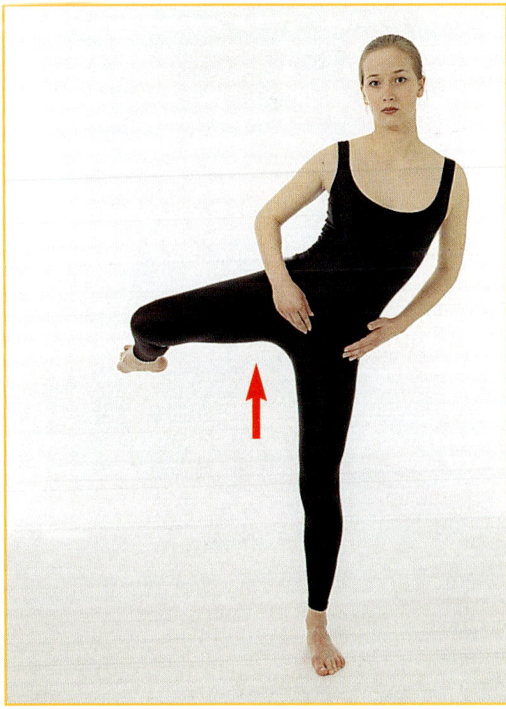

Ce sont des muscles très puissants reliant le bassin et la face interne de la cuisse. Ils entrent en action lors de la marche, de la course, dans les pas chassés latéraux (notamment au tennis), en équitation et en ski.
Les adducteurs sont peu sollicités chez une personne sédentaire ; il en résulte un raccourcissement du muscle, qui limite l'écartement des cuisses (grand écart, saut). La rétraction de ces muscles provoque certaines pubalgies (inflammation des muscles s'insérant sur le pubis).

On travaillera donc les adducteurs en étirement.
Conseil : la face interne des cuisses est une localisation graisseuse ; il ne sert à rien de vouloir muscler cette région, car le volume musculaire ne fait pas disparaître la graisse. Par contre, on peut pratiquer le jogging pour affiner l'intérieur des cuisses.

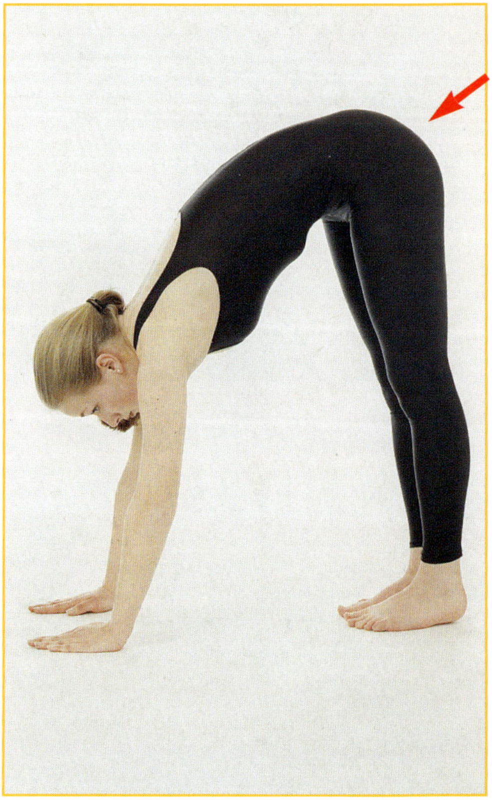

Les fessiers

Se situant entre le bassin et la partie postéro-externe de la cuisse, ils forment la fesse. Ils sont mis en action essentiellement dans la course, la montée des escaliers, l'escalade, le port de charges.
Les fessiers sont peu sollicités chez les personnes sédentaires et ont tendance à se ramollir. On doit les renforcer régulièrement…

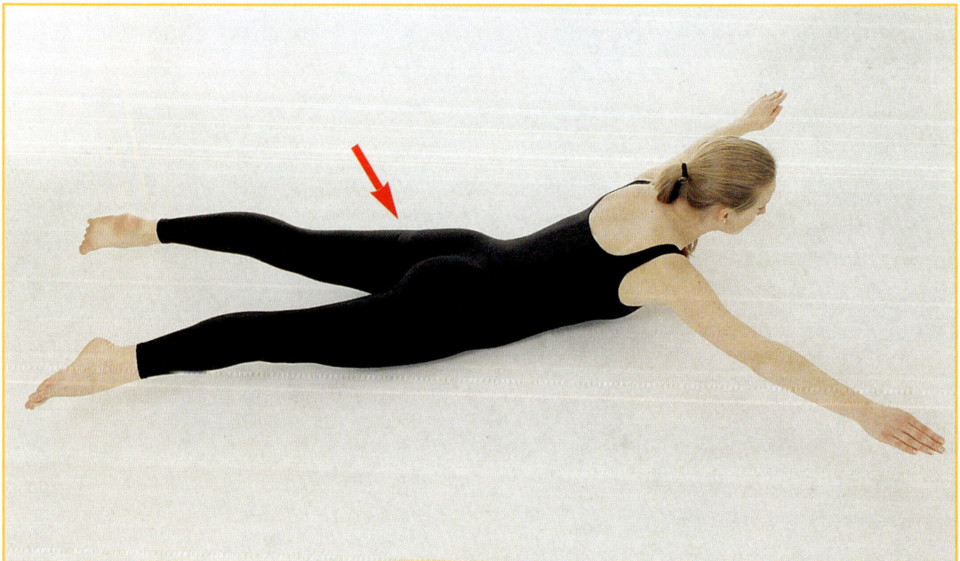

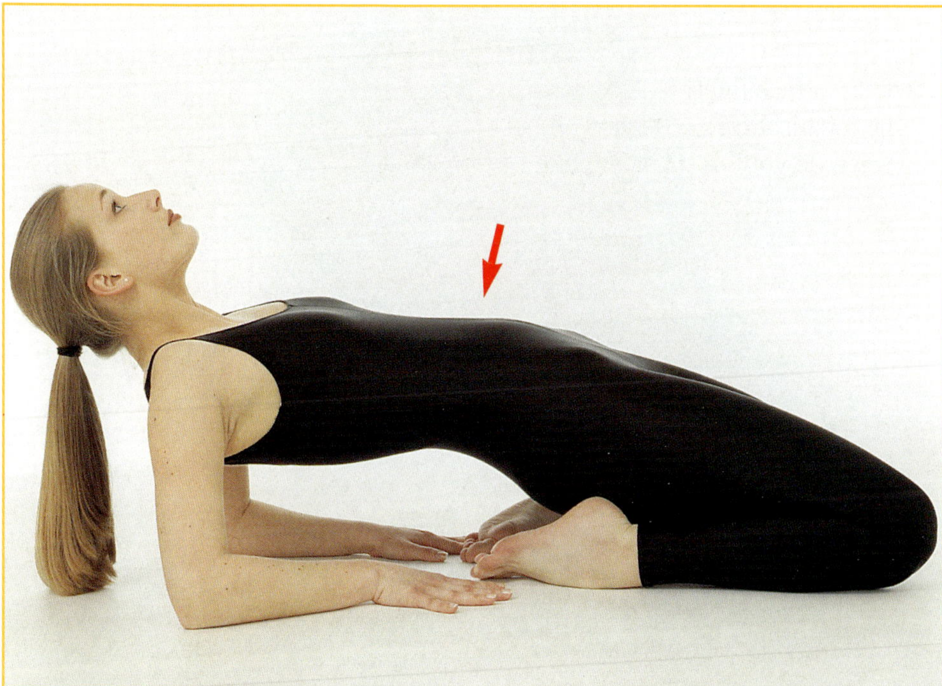

Les abdominaux

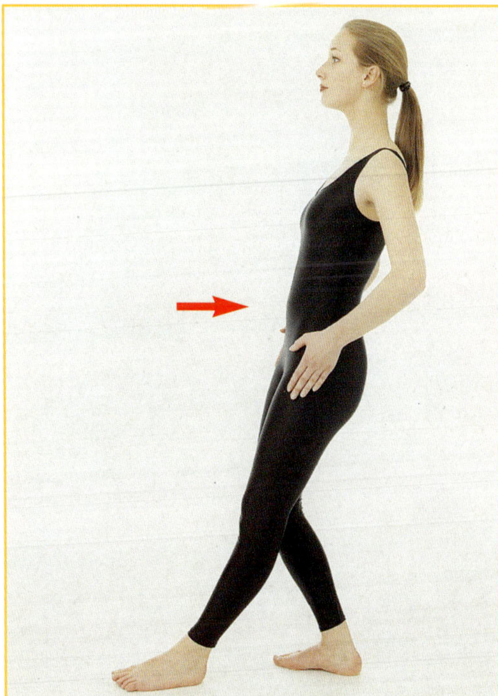

Ces muscles sont situés en avant des viscères constituant les parois antérieures et latérales de l'abdomen. Le galbe de la taille est formé par les abdominaux obliques. Ils interviennent dans la course, le saut et la respiration. Ils permettent également de rentrer le ventre, de basculer le bassin en arrière et, en position allongée, de relever le tronc. Les abdominaux, qui ne travaillent pas lors d'une vie sédentaire, ont tendance à se relâcher. Le ventre part en avant et entraîne avec lui le bas du dos qui se creuse. Il faut faire travailler ses abdominaux…

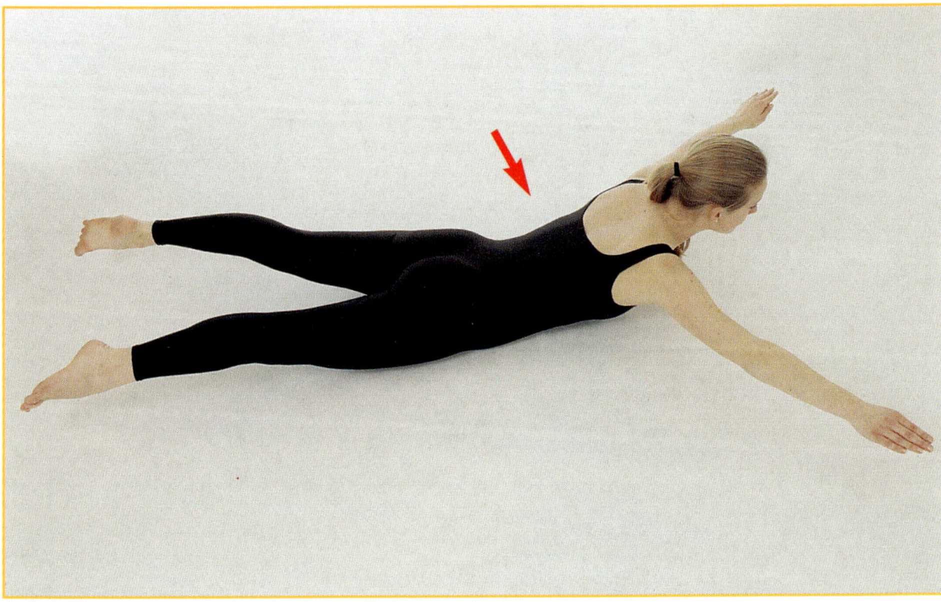

Les dorsaux

Ils se situent en arrière de la colonne vertébrale. Ils permettent le maintien vertical de la colonne et les mouvements d'extension du tronc (passage de la position horizontale du tronc à la position verticale). Les dorsaux protègent la colonne vertébrale.

La sédentarité sollicite très peu les dorsaux. Par contre, la position assise prolongée a tendance à provoquer des pathologies vertébrales. Les muscles dorsaux doivent être toniques, pour soutenir efficacement la colonne vertébrale. On essaiera de les renforcer et d'augmenter leur tonicité.

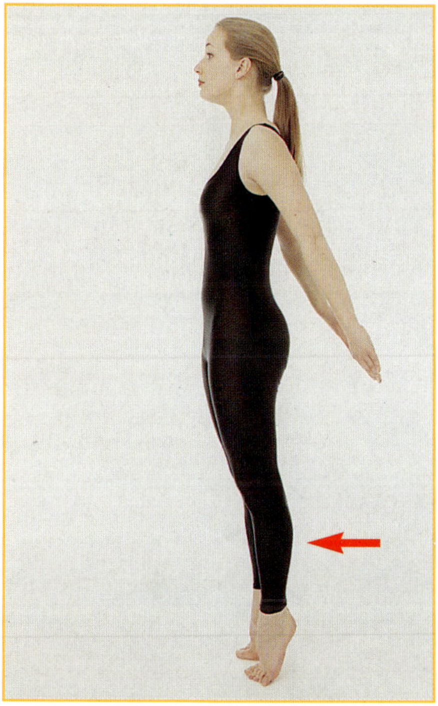

Biceps, triceps, pectoraux

Ils enveloppent l'humérus.
Ce sont les muscles qui permettent de rapprocher ou d'éloigner les objets du corps.
Le monde moderne ayant sensiblement amélioré la qualité de notre vie, il n'est plus nécessaire de couper du bois, tordre du linge, etc. Tous ces gestes oubliés, surtout par les citadins, ont conduit à une atrophie des muscles des bras.
Il faut les renforcer…

Les mollets

Ils se situent en arrière de la jambe, entre le genou et le talon. Ils permettent l'élévation sur la pointe des pieds et déterminent l'impulsion motrice du pas, de la course et du saut. Avec les muscles des chevilles, ils maintiennent l'équilibre du corps en position debout.
Les muscles des mollets sont très sollicités lors d'efforts sportifs ou pendant la marche. S'ils ne sont pas étirés régulièrement, ils peuvent provoquer des crampes, des contractures, voire des déchirures musculaires. On cherchera à rendre toniques les mollets en travaillant à la fois l'étirement et le renforcement musculaire.

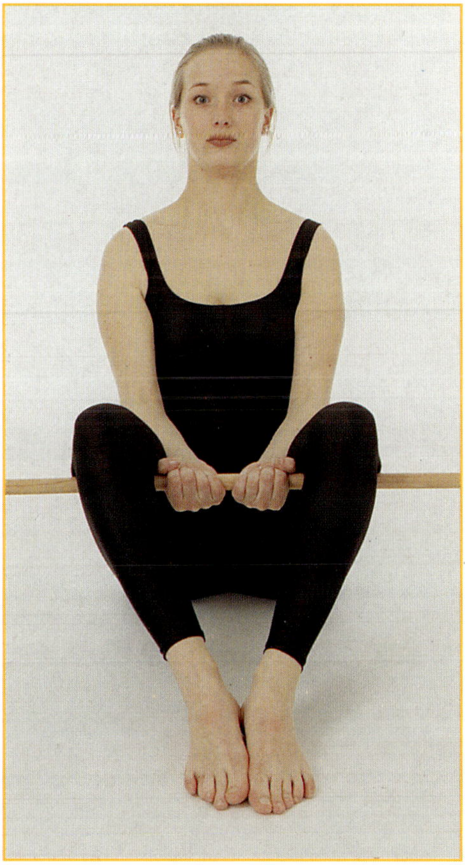

Une séance d'exercices

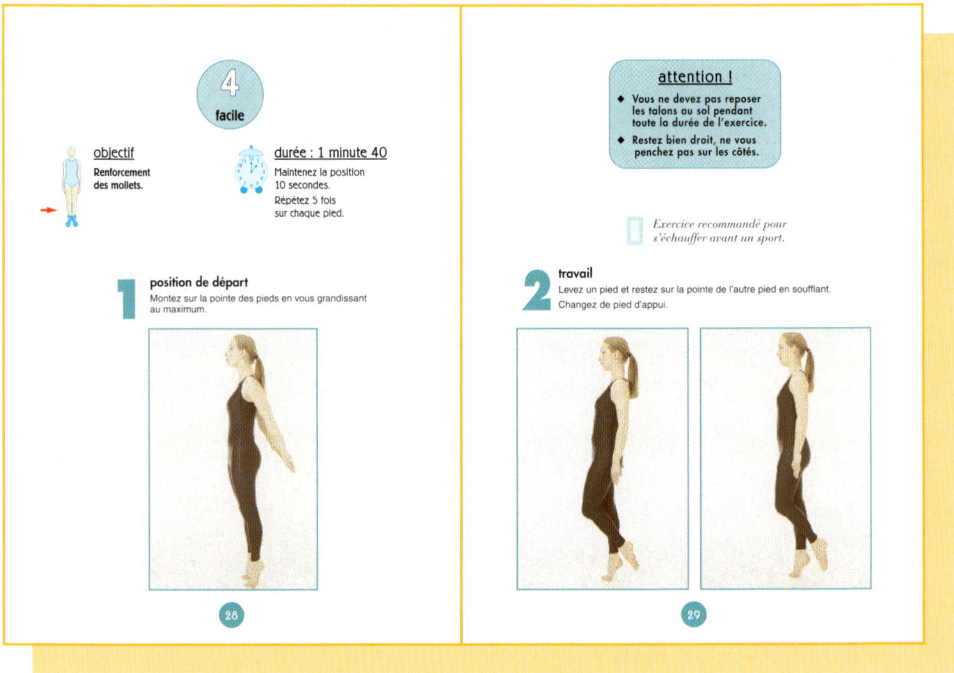

4
facile

objectif
Renforcement des mollets.

durée : 1 minute 40
Maintenez la position 10 secondes.
Répétez 5 fois sur chaque pied.

1 position de départ
Montez sur la pointe des pieds en vous grandissant au maximum.

28

attention !
- Vous ne devez pas reposer les talons au sol pendant toute la durée de l'exercice.
- Restez bien droit, ne vous penchez pas sur les côtés.

Exercice recommandé pour s'échauffer avant un sport.

2 travail
Levez un pied et restez sur la pointe de l'autre pied en soufflant.
Changez de pied d'appui.

29

conseils

- **Choisissez un moment où vous ne serez pas dérangé.**
- **Débranchez le téléphone.**
- **Adoptez une tenue souple et confortable.**
- **Installez-vous dans un espace suffisamment aéré.**
- **Lisez attentivement la description de l'exercice.**

Séance

Commencez par un exercice facile pour vous échauffer. Exemple 4 (pages 28-29).

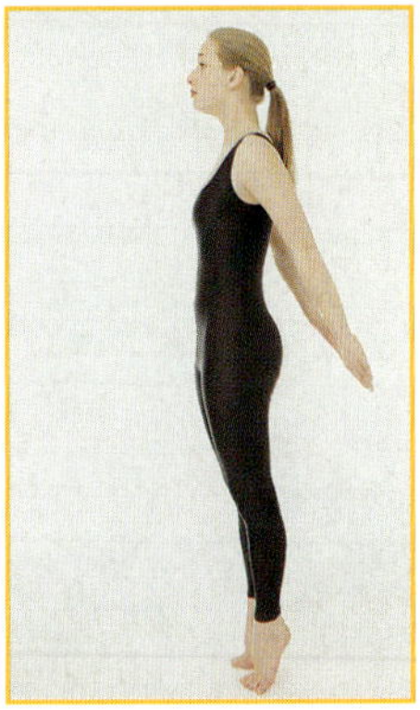
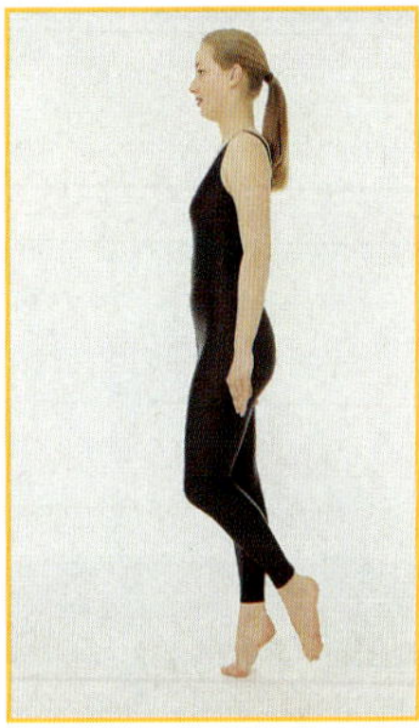

Poursuivez avec un exercice de votre choix parmi les étirements. Exemple 5 (pages 30-31).

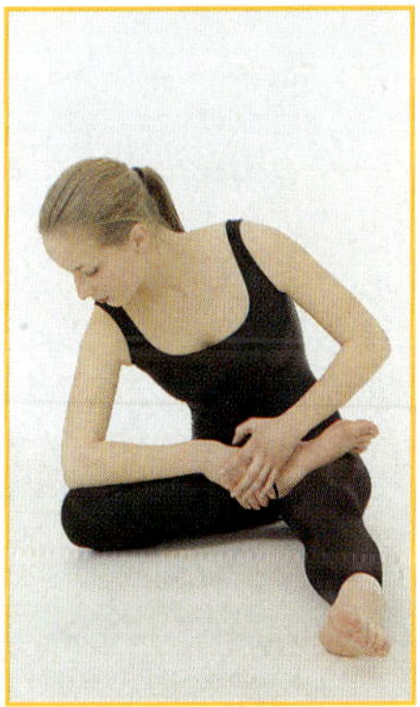
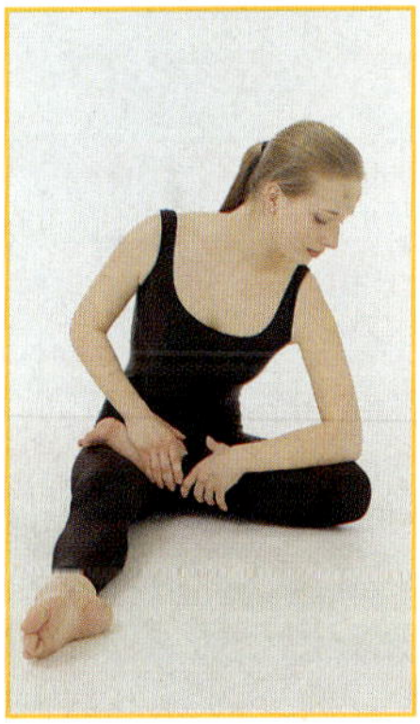

Terminez avec un exercice de votre choix parmi les renforcements musculaires. Exemple 11 (pages 42-43).

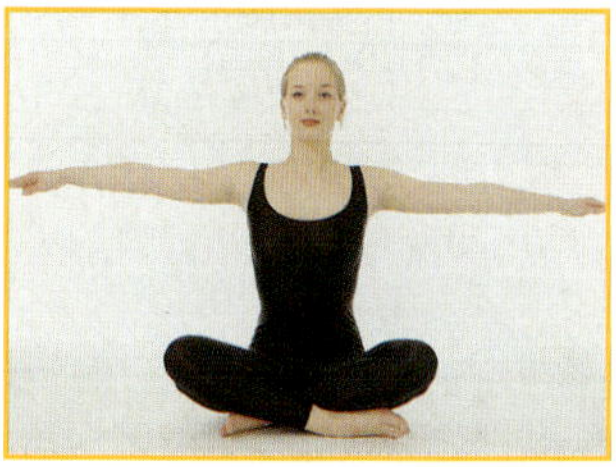
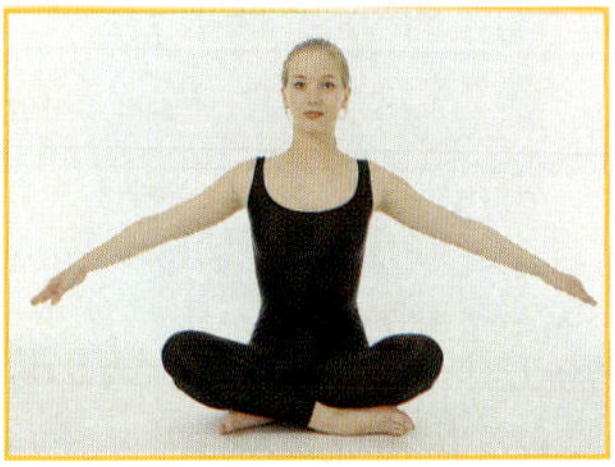
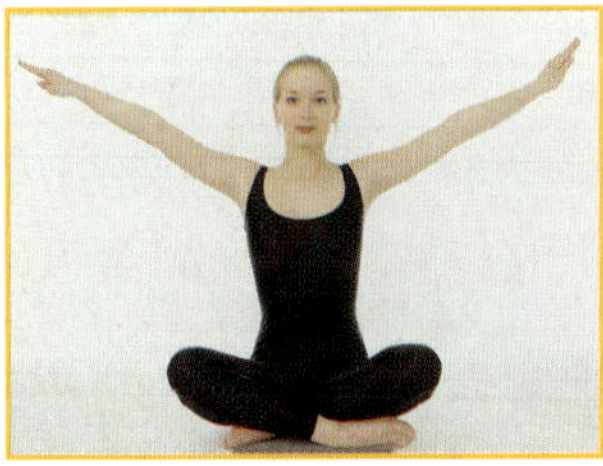

Après votre séance, respirez calmement au moins pendant 1 minute.

exercices faciles

1
facile

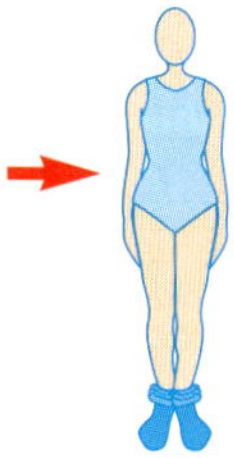

objectif

Étirement du dos.

durée : 3 minutes 30

Tenez la position d'étirement
10 secondes,
répétez l'exercice 10 fois.

1 position de départ

Asseyez-vous en tailleur.

Écartez et tendez les bras.

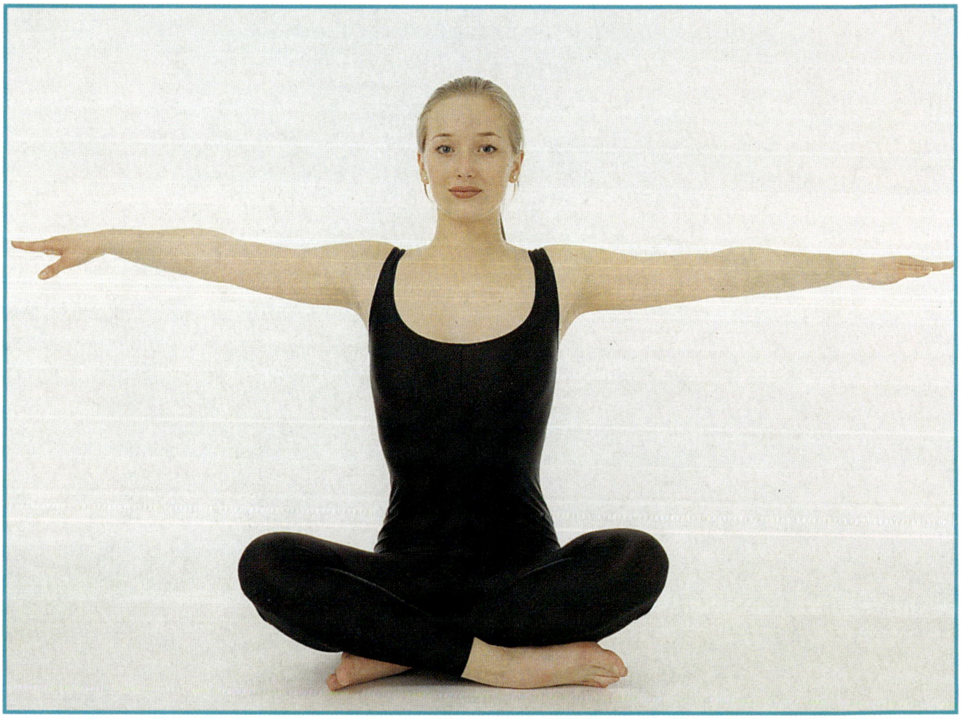

attention !

- Ne soulevez pas les fesses.
- Ne penchez pas la tête en arrière.

2 travail

Levez lentement les bras jusqu'à la verticale, mains tournées vers l'extérieur, grandissez-vous au maximum en tirant les mains vers le haut.

Cherchez à toucher le plafond avec les mains sans décoller les fesses du sol.

Maintenez la position d'étirement maximum en soufflant lentement.

Relâchez l'étirement et reprenez la position de départ.

Respirez profondément.

Remontez les bras et recommencez.

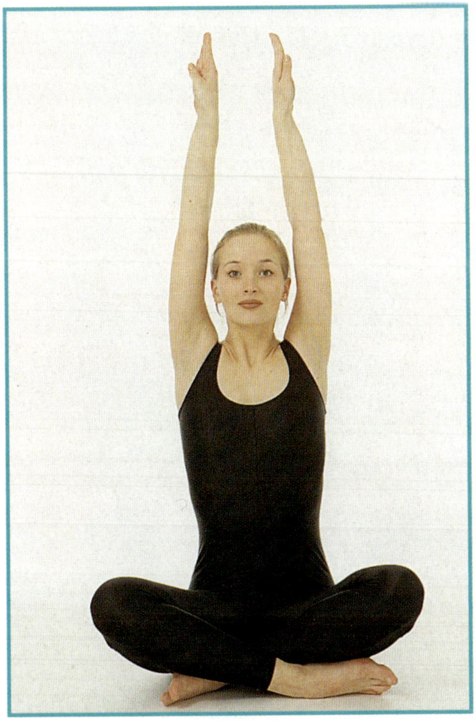

2
facile

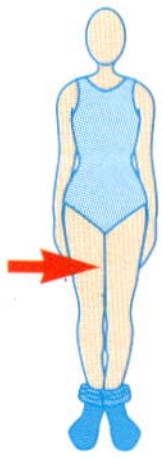

objectif

Étirement des muscles de la face antérieure de la cuisse.

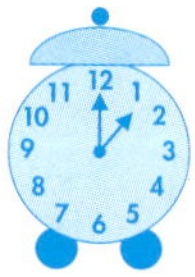

durée : 4 minutes 30

Maintenez la position
20 secondes,
répétez 5 fois
pour chaque jambe.

1 position de départ

Mettez-vous debout sur une jambe.

Tenez un pied en arrière avec les deux mains.

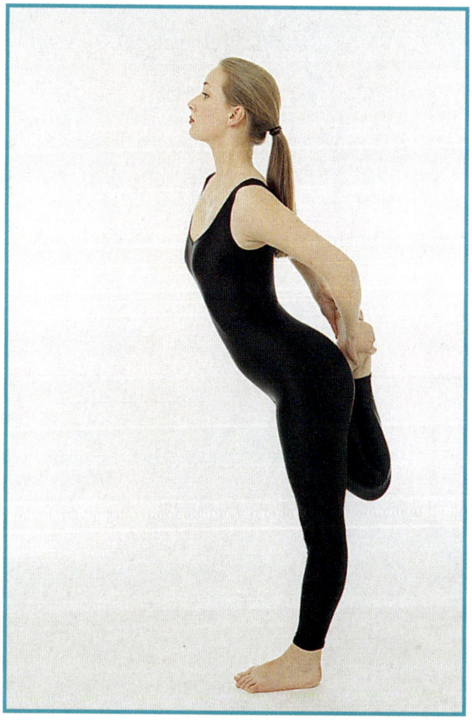

attention !

- Ne creusez pas exagérément le bas du dos.
- Ne vous penchez pas en avant.
- Restez bien stable sur votre jambe d'appui. Au besoin, appuyez-vous contre un mur.

Exercice recommandé lorsque l'on est assis toute la journée.

2 travail

Tirez lentement le pied vers le haut en soufflant. Le genou est attiré vers l'arrière.

Maintenez la position d'étirement. Revenez à la position de départ.

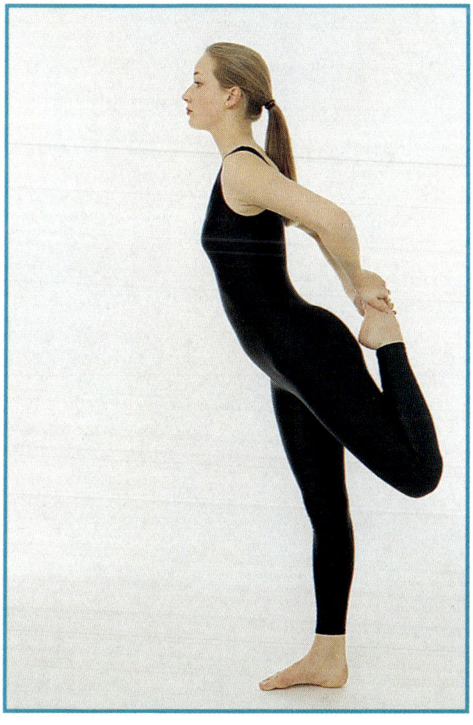

3

facile

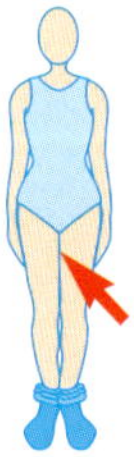

objectif

Étirement des muscles de la face interne des cuisses.

durée : 3 minutes

Étirez 5 fois pendant 40 secondes.

Reposez-vous 5 secondes entre chaque série.

1 position de départ

Asseyez-vous en tailleur, genoux écartés et pieds croisés.

Appuyez vos coudes sur la face interne des genoux.

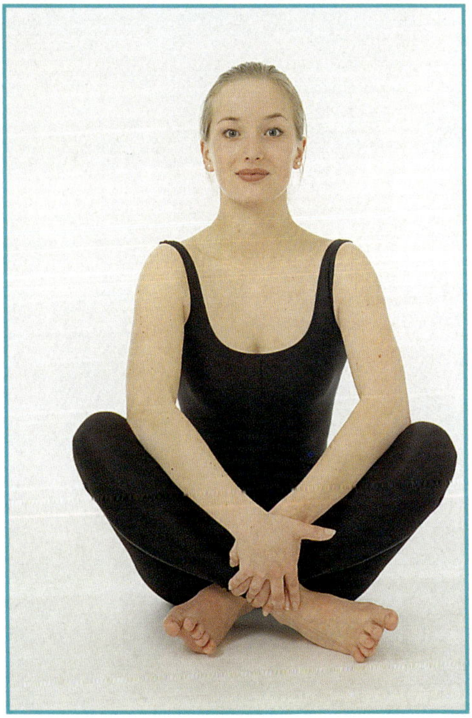

attention !

- La descente des genoux doit être lente et progressive.
- Ne soulevez pas les fesses.

Exercice recommandé pour s'échauffer avant un sport.

2 travail

En soufflant, appuyez progressivement sur la face interne des genoux en écartant les coudes.

Maintenez les genoux le plus écartés possible et relâchez la pression.

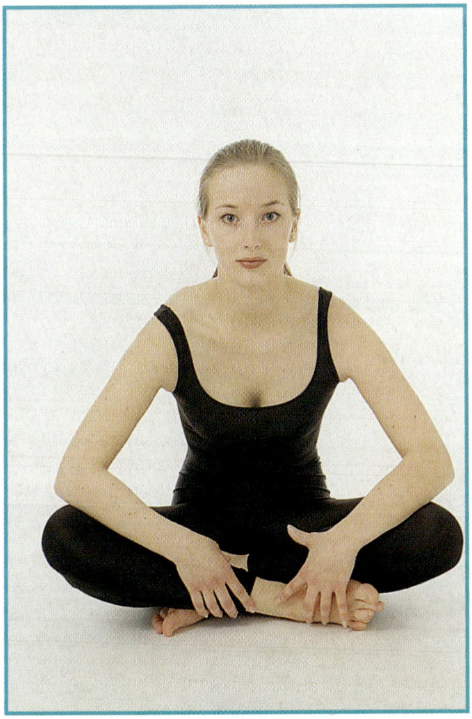

4

facile

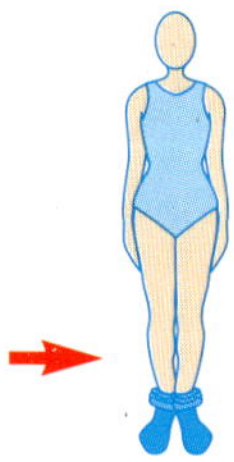

objectif

Renforcement des mollets.

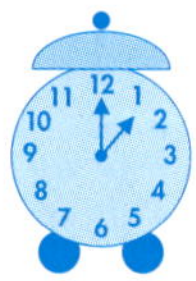

durée : 1 minute 40

Maintenez la position 10 secondes.

Répétez 5 fois sur chaque pied.

1 position de départ

Montez sur la pointe des pieds en vous grandissant au maximum.

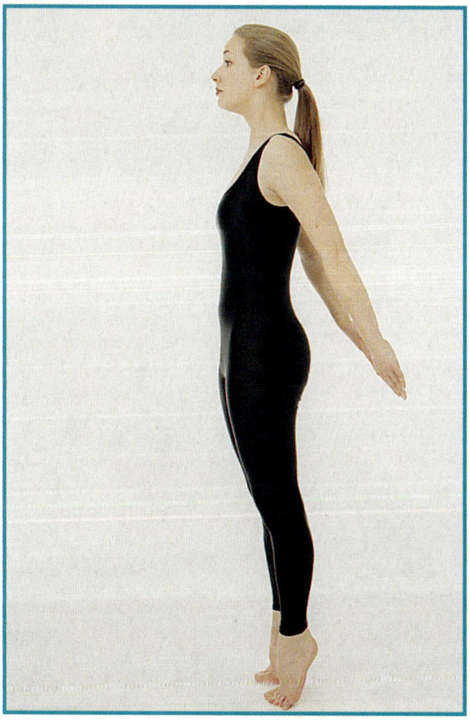

attention !

- **Vous ne devez pas reposer les talons au sol pendant toute la durée de l'exercice.**
- **Restez bien droit, ne vous penchez pas sur les côtés.**

Exercice recommandé pour s'échauffer avant un sport.

2 travail

Levez un pied et restez sur la pointe de l'autre pied en soufflant.

Changez de pied d'appui.

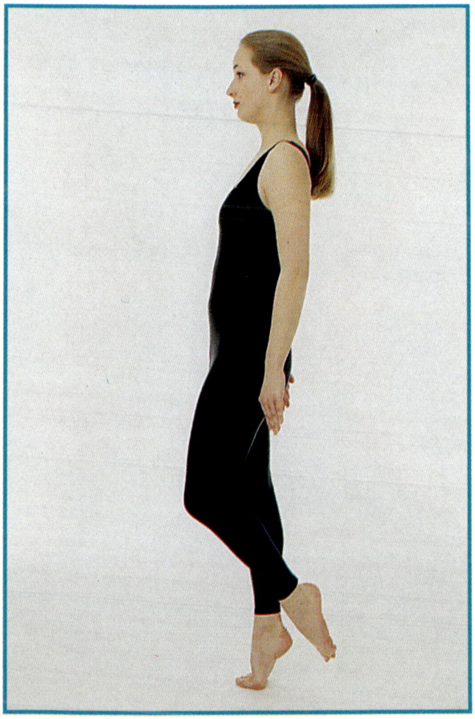

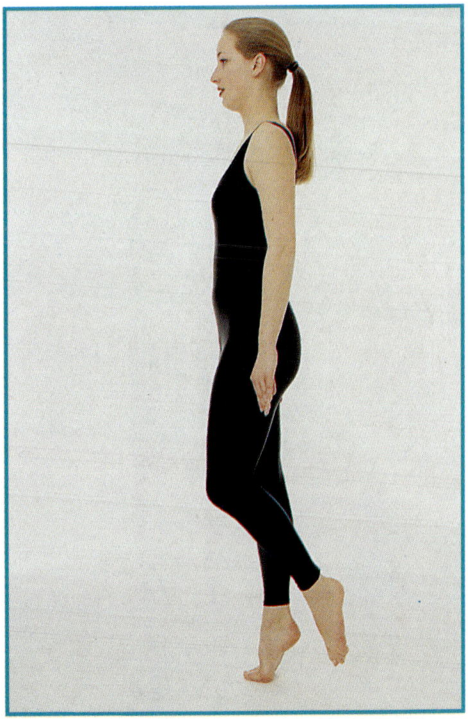

5
facile

objectif

Étirement des fessiers et des muscles de la hanche.

Cet exercice permet d'assouplir les hanches.

durée : 4 minutes

Tenez la position 20 secondes.

Reposez-vous 5 secondes.

Répétez 5 fois
pour chaque jambe.

1 position de départ

Asseyez-vous sur le sol une jambe tendue, une jambe fléchie.

Le pied de la jambe fléchie repose sur la cuisse.

Le coude du côté de la jambe fléchie appuie sur le genou du même côté.

Les mains tiennent fermement la cheville de la jambe fléchie.

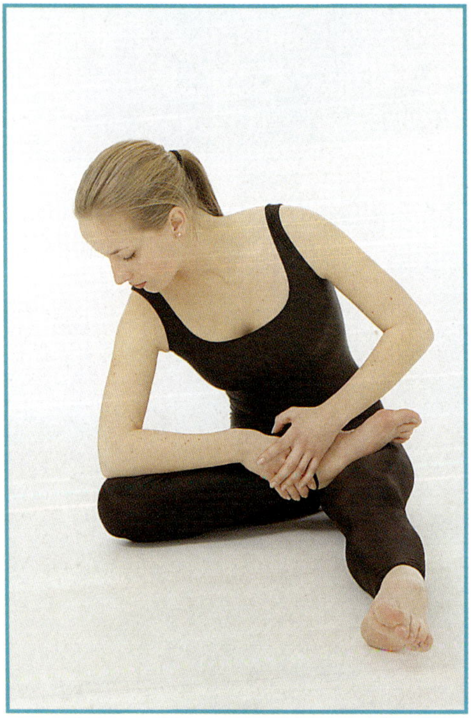

attention !

- Restez bien stable et ne vous penchez pas trop sur le côté.
- Ne faites pas cet exercice si vous portez une prothèse de hanche.

2 travail

En soufflant, appuyez le coude progressivement sur le genou pour faire descendre la cuisse vers le sol.

Maintenez bien votre cheville et relâchez la pression sur le genou.

Reposez-vous et recommencez en essayant de poser votre genou au sol. Changez de jambe.

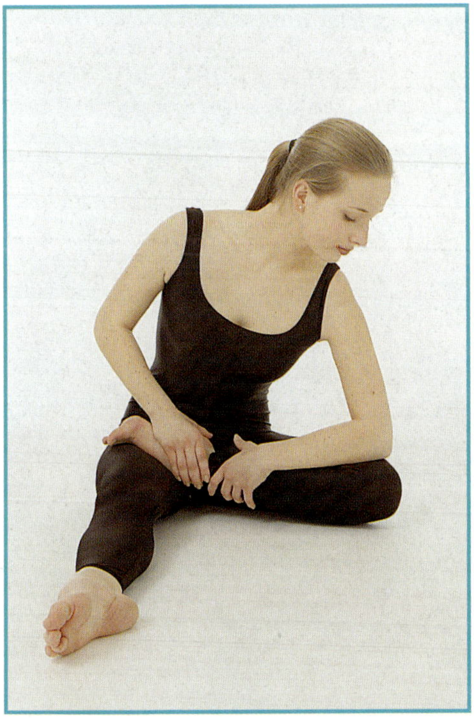

6

facile

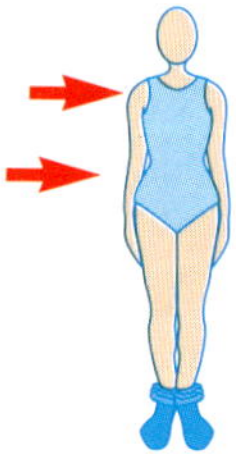

objectif

Étirement du dos et des épaules.

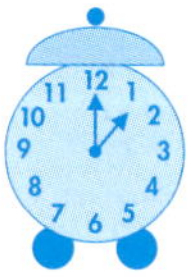

durée : 2 minutes 20

Gardez la position 10 secondes.

Répétez 10 fois de chaque côté.

1 position de départ

Asseyez-vous en tailleur, genoux écartés et pieds croisés, les mains jointes au-dessus de la tête.

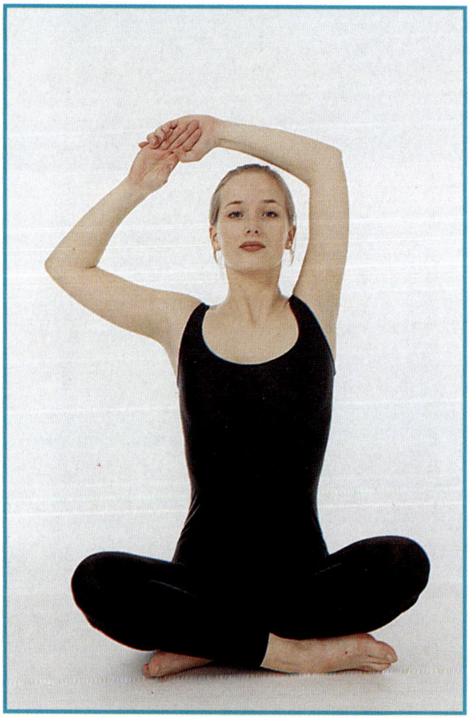

attention !

- Ne soulevez pas les fesses.
- Le buste doit rester droit, ne penchez pas sur les côtés.

Les épaules et le haut du dos ont besoin d'être étirés souvent, en particulier si l'on travaille sur un ordinateur plusieurs heures par jour.

2 travail

Tirez avec la main droite pour amener le bras gauche à la verticale, en soufflant.

Cherchez à tirer le coude gauche vers le haut.

Vous devez sentir un étirement dans tout le côté gauche.

Refaites le même exercice pour le côté droit.

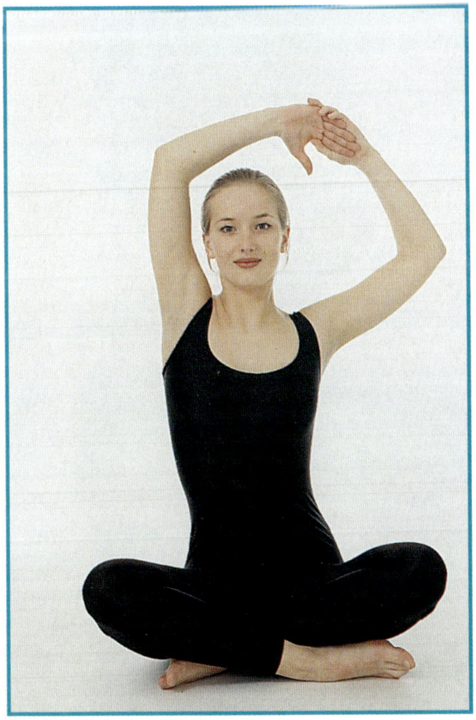

7

facile

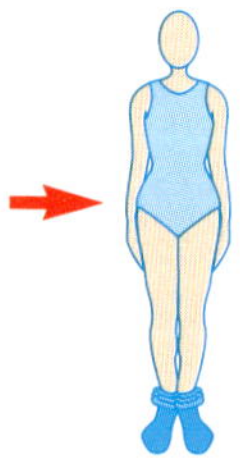

objectif

Assouplissement du dos.

Cet exercice est particulièrement recommandé aux personnes souffrant de dorsalgies.

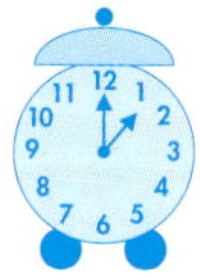

durée : 3 minutes 30

Restez le dos creux 20 secondes, le dos rond 10 secondes.

Répétez 5 fois dos creux et 5 fois dos rond.

1 position de départ

Mettez-vous à quatre pattes.

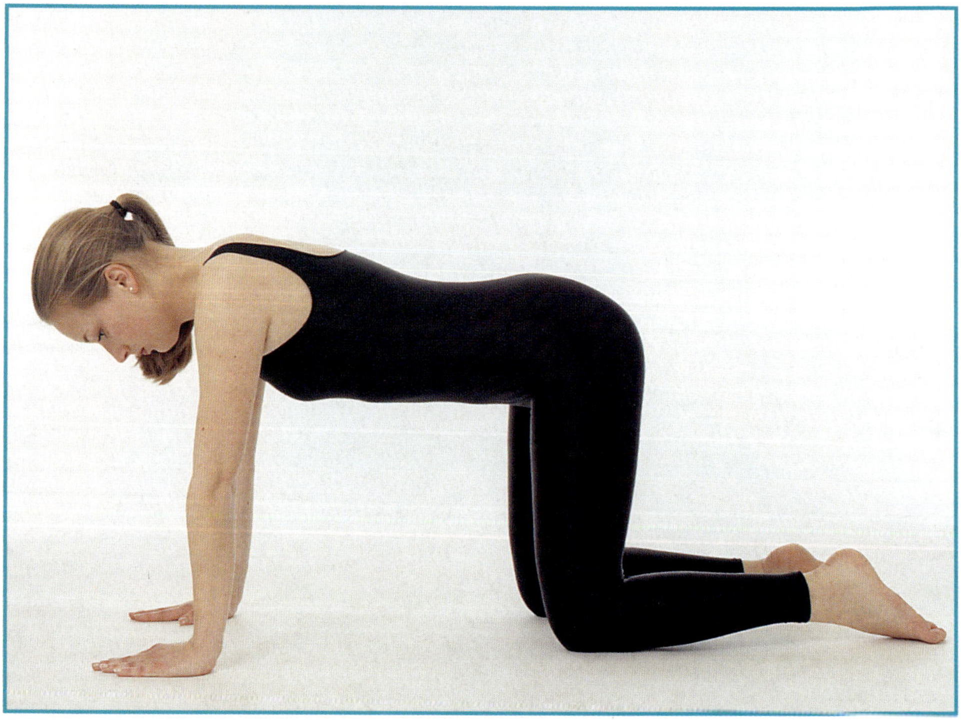

attention !

- Ne fléchissez pas les bras.
- Faites cet exercice devant un miroir, il sera encore plus facile.
- Ne cherchez pas une amplitude maximum en dos creux.

2 travail

Creusez le dos en sortant bien le ventre et en inspirant. Tendez les bras pendant l'exercice.

En soufflant progressivement, rentrez le ventre et arrondissez le dos au maximum, en serrant les fesses.

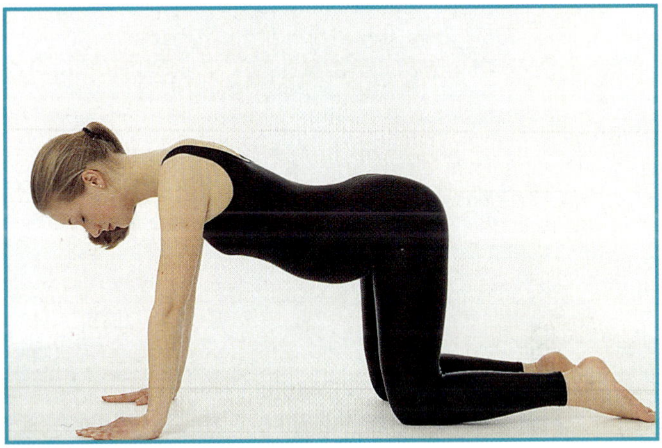

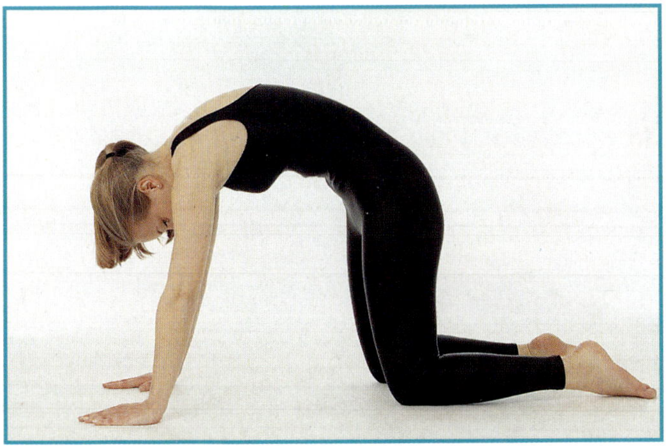

8

facile

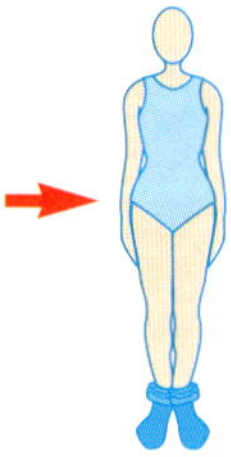

objectif

Assouplissement du dos.

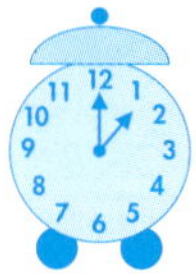

durée : 1 minute 30

Faites 5 cercles d'un côté et 5 de l'autre.

La durée d'un cercle est de 10 secondes.

1 position de départ

Vous êtes debout, les jambes écartées, les bras tendus au-dessus de la tête.

Grandissez-vous au maximum en inspirant profondément.

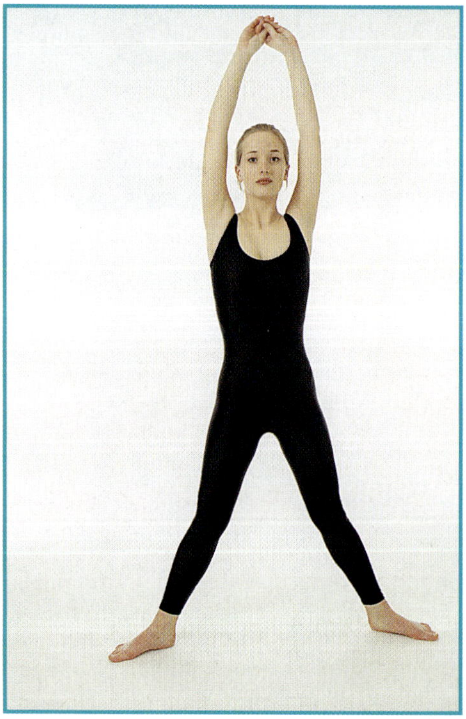

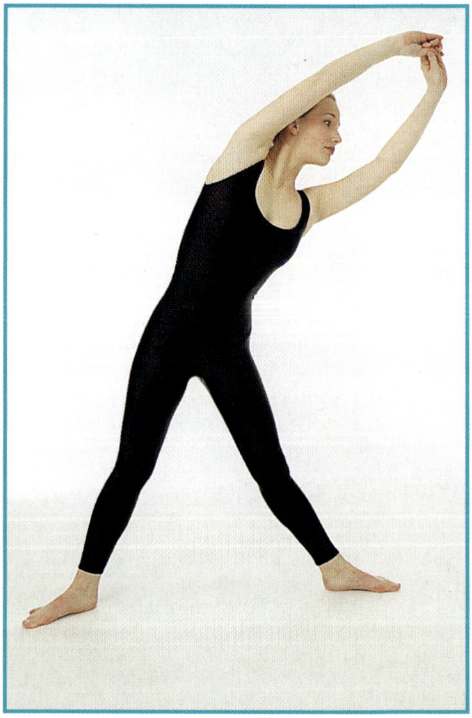

attention !

- Suivez vos mains pendant tout le mouvement.
- Cherchez une grande amplitude de mouvement.
- Ne pliez ni les jambes ni les bras.

2 travail

Dessinez un grand cercle avec les bras tendus.

En soufflant, descendez les bras sur les côtés et inclinez le buste.

Amenez les mains en direction du sol, le buste penché en avant.

Remontez sur le côté opposé et revenez à la position de départ.

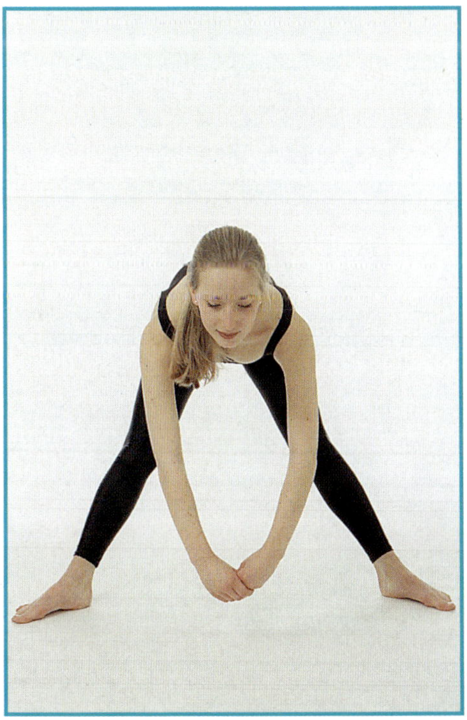

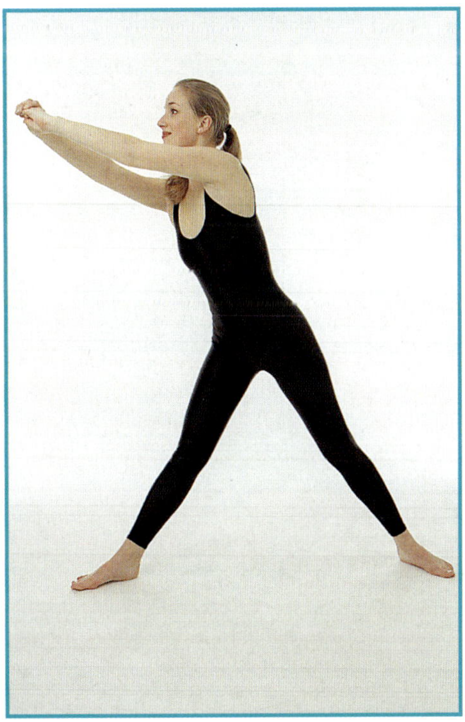

9
facile

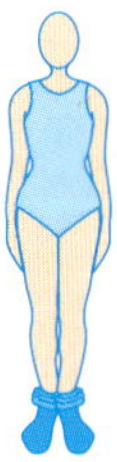

objectif

Travail de l'équilibre.

Il est important de travailler son équilibre à tout âge de la vie.

durée : 1 minute

Essayez de garder l'équilibre 30 secondes sur chaque jambe.

1 position de départ

Mettez-vous debout sur la pointe des pieds, les bras le long du corps.

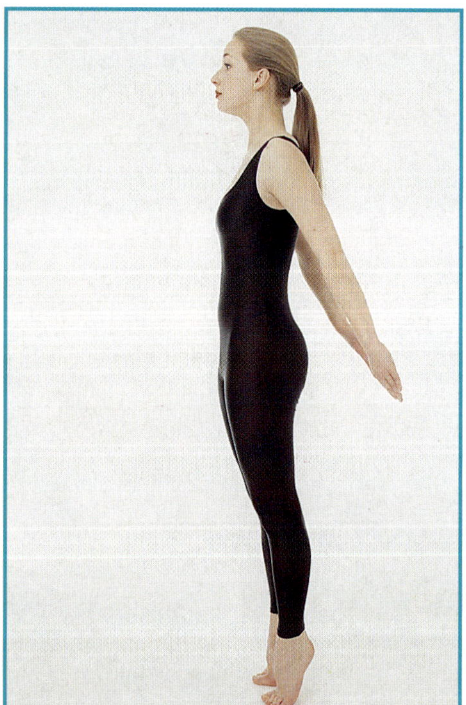

attention !

- Pliez légèrement la jambe d'appui.

Exercice recommandé pour s'échauffer.

2 travail

Stabilisez-vous et montez très progressivement une jambe jusqu'à l'horizontale.

Maintenez la position en essayant d'être totalement immobile.

Respirez profondément et calmement.

Vous pouvez fermer les yeux pour augmenter la difficulté.

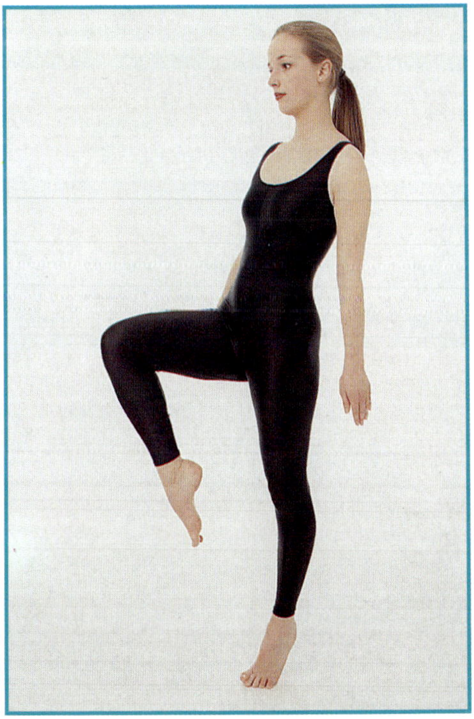

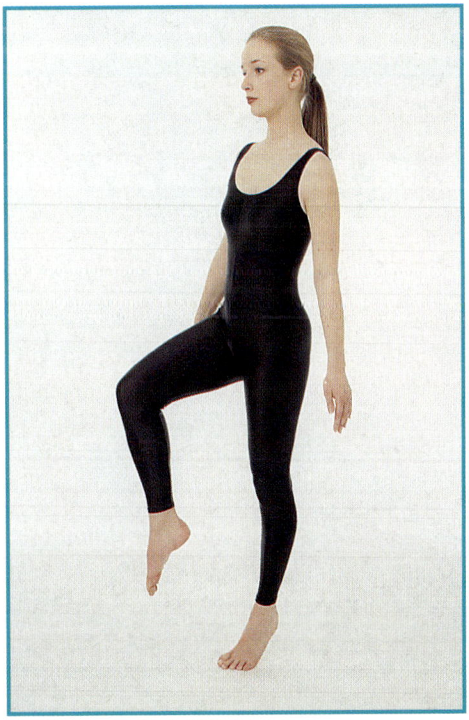

10

facile

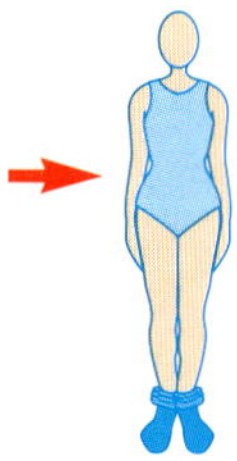

objectif

Renforcement des fessiers.

durée : 3 minutes 30

Tendez la jambe 10 secondes,
10 fois pour chaque jambe.

1 position de départ

Debout, mains sur les hanches.

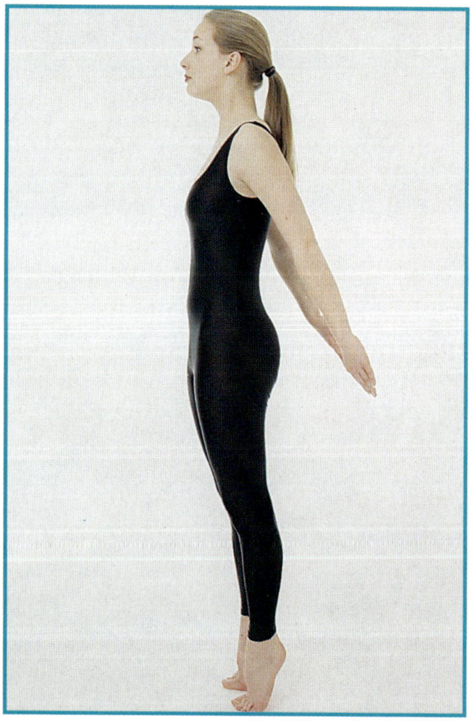

attention !

- **Ne penchez pas votre buste.**
- **Gardez votre équilibre.**

Exercice recommandé pour développer les moyens fessiers, au niveau du bassin.

2 travail

Levez une jambe à 45° bien tendue sur le côté et maintenez la position.

Soufflez pendant l'effort.

Changez de jambe.

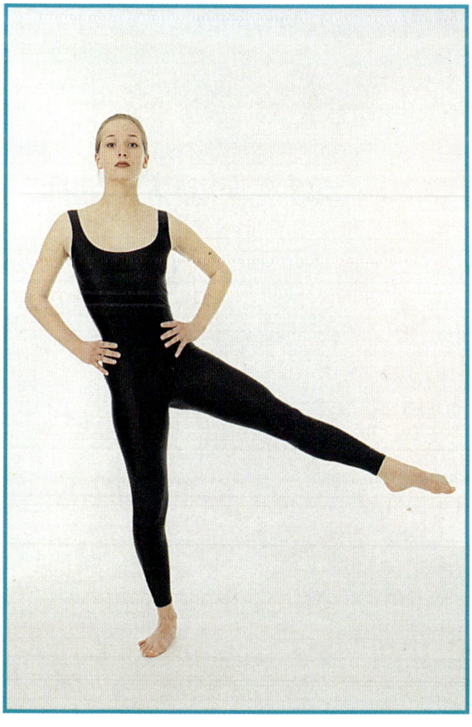

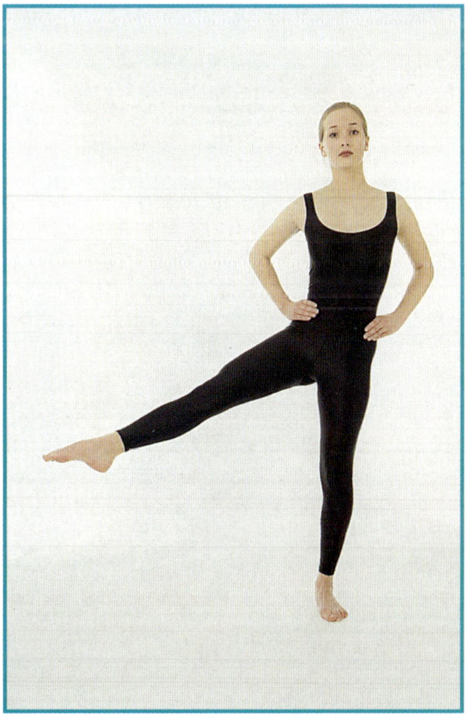

11
facile

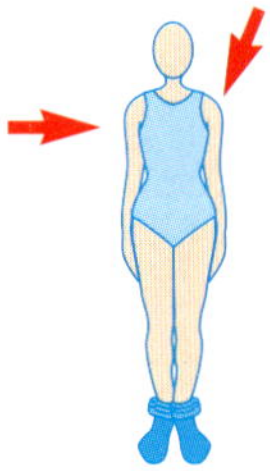

objectif

Renforcement des bras et du dos.

Cet exercice est important pour les personnes ayant tendance à se voûter.

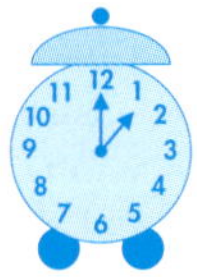

durée : 3 minutes

Restez 30 secondes au-dessus de l'horizontale et 30 secondes en dessous.

Répétez 20 fois.

1 position de départ

Asseyez-vous en tailleur, les bras écartés et tendus.

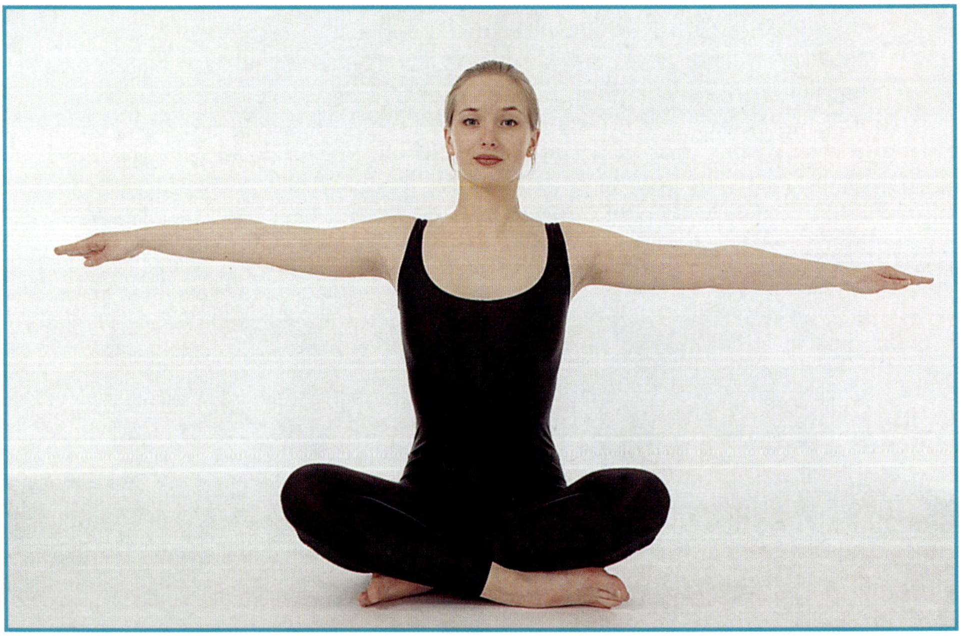

attention !

- N'allez pas trop vite.
- Ne baissez pas vos bras avant la fin de l'exercice.

2 travail

En soufflant, redressez-vous au maximum. Tendez vos bras en cherchant à aller le plus loin possible sur les côtés.

Montez doucement les bras 30° au-dessus de l'horizontale.

Descendez doucement les bras 30° en dessous de l'horizontale.

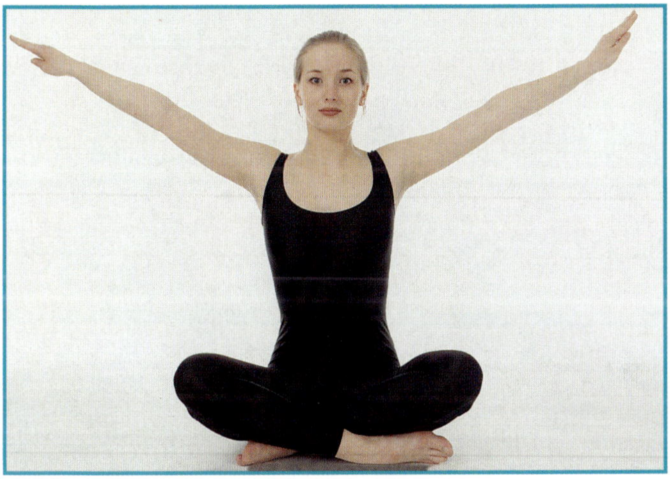

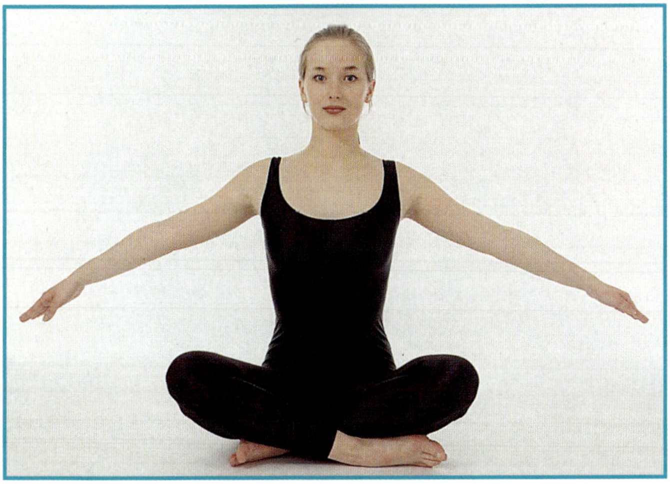

12
facile

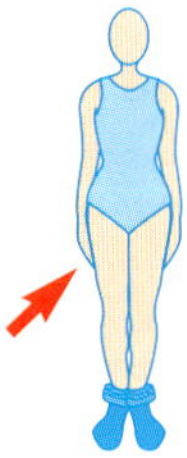

objectif

Renforcement des cuisses.

durée : 3 minutes 30

Répétez l'exercice 10 fois 10 secondes sur chaque jambe.

1 position de départ

Mettez-vous debout, les mains sur les hanches et les jambes écartées.

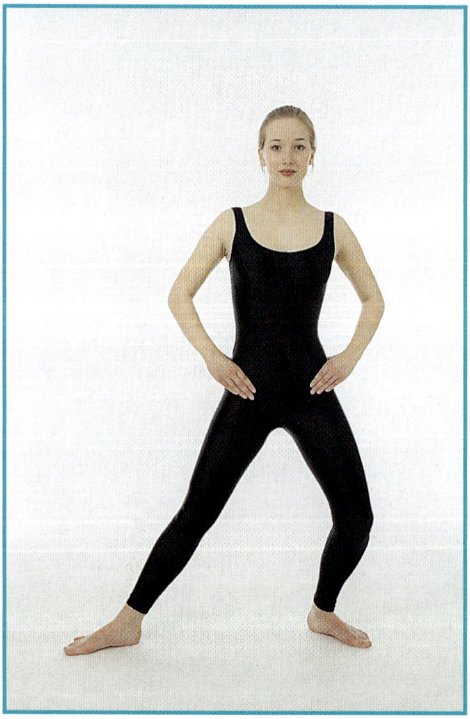

attention !

- **Gardez le buste bien droit.**
- **La jambe non fléchie doit être tendue.**

Vous pouvez augmenter la difficulté de l'exercice en prenant une haltère dans chaque main.

2 travail

En soufflant, pliez le genou d'un côté.
Maintenez la position et changez de côté.

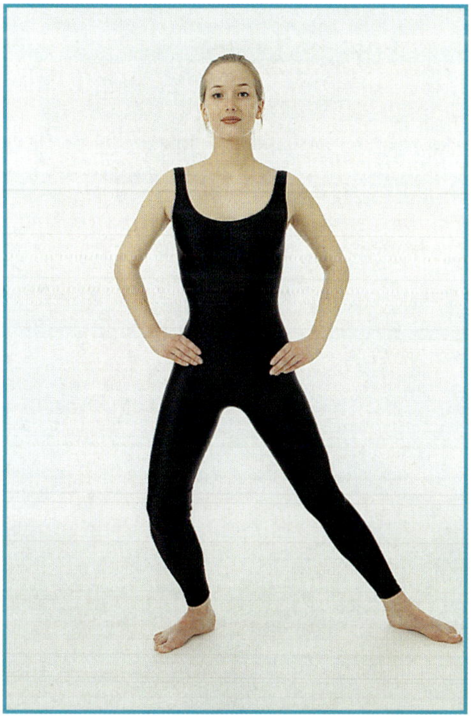

13
facile

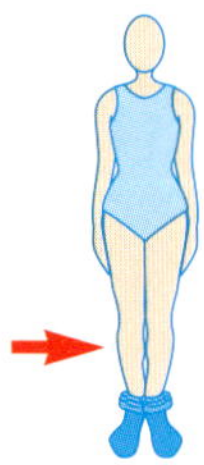

objectif

Étirement des mollets.

Les mollets sont souvent contractés à la suite d'un effort prolongé, comme une course ou une longue promenade. Il est très important de les étirer car les accidents (déchirure ou élongation) sont fréquents.

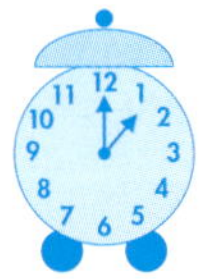

durée : 2 minutes 30

Maintenez l'étirement 40 secondes.

Répétez l'exercice 2 fois sur chaque jambe.

1 position de départ

Mettez-vous en fente avant, un pied devant l'autre, jambe arrière tendue, jambe avant fléchie.

2 travail

En soufflant, portez le poids du corps sur la jambe avant, en appuyant vos mains sur le genou.

Gardez le talon de la jambe arrière en contact avec le sol.

Lorsque vous sentez un étirement du mollet de la jambe arrière, maintenez la position sans bouger.

Changez de jambe.

attention !

- Gardez les deux pieds sur une même ligne.
- La jambe arrière doit toujours être tendue.

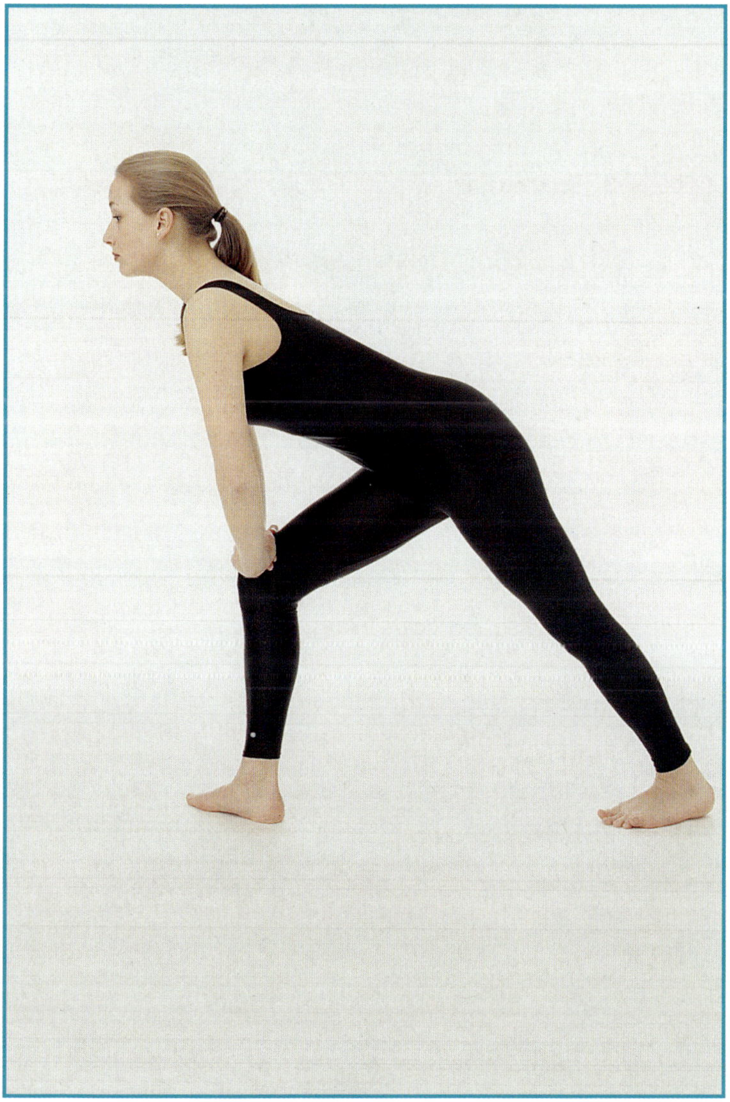

14
facile

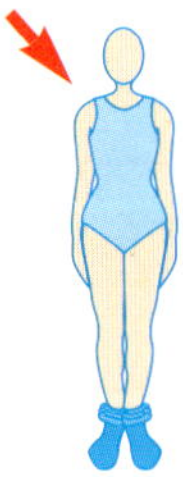

objectif

Étirement du dos.

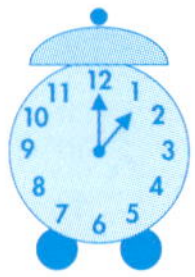

durée : 2 minutes

Maintenez le dos creux 10 secondes, recommencez 10 fois.

1 position de départ

Asseyez-vous en tailleur, les mains posées sur les genoux.

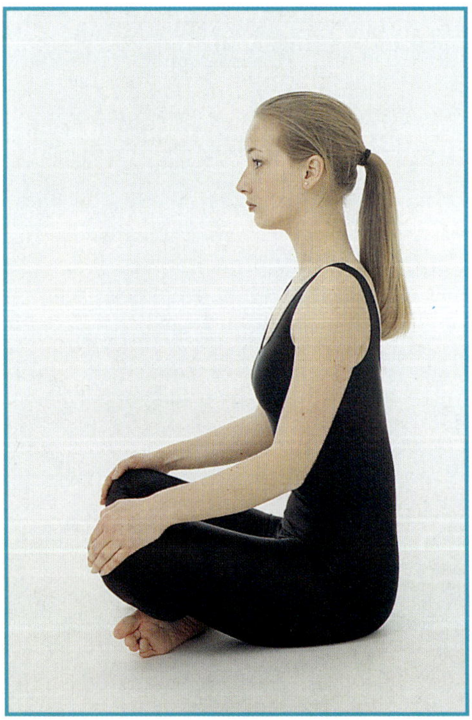

attention !

- Poussez le buste en avant.
- Gardez la tête droite.
- Lorsque vous relâchez, n'arrondissez pas le haut du dos.

Exercice particulièrement recommandé aux personnes souffrant du bas du dos.

2 travail

En tirant sur les genoux avec les mains, creusez le dos au maximum.

Maintenez la position en respirant lentement.

Relâchez et arrondissez le bas du dos.

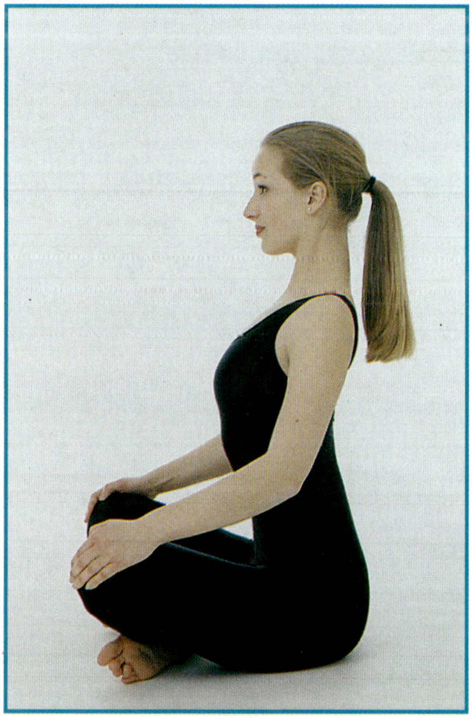

15
facile

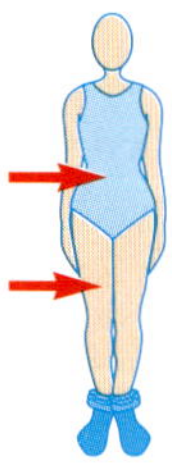

objectif

Renforcement des abdominaux et des cuisses.

Cet exercice peut aussi servir d'échauffement à une séance d'abdominaux. La mise en tension des abdominaux est provoquée par l'inclinaison du buste vers arrière.

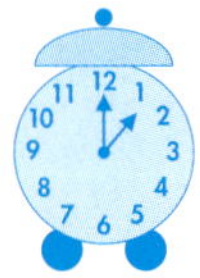

durée : 3 minutes 30

Maintenez la position 10 secondes, 10 fois sur chaque jambe.

1 position de départ

Mettez un pied devant l'autre, les mains sur les hanches.

2 travail

En soufflant, pliez la jambe arrière et gardez la jambe avant tendue.

Penchez le buste en arrière et rentrez bien le ventre.

Changez de jambe.

attention !

- Ne creusez pas le dos.
- Le buste doit rester dans le prolongement de la jambe avant.
- Vous pouvez écarter latéralement les pieds pour être plus stable.

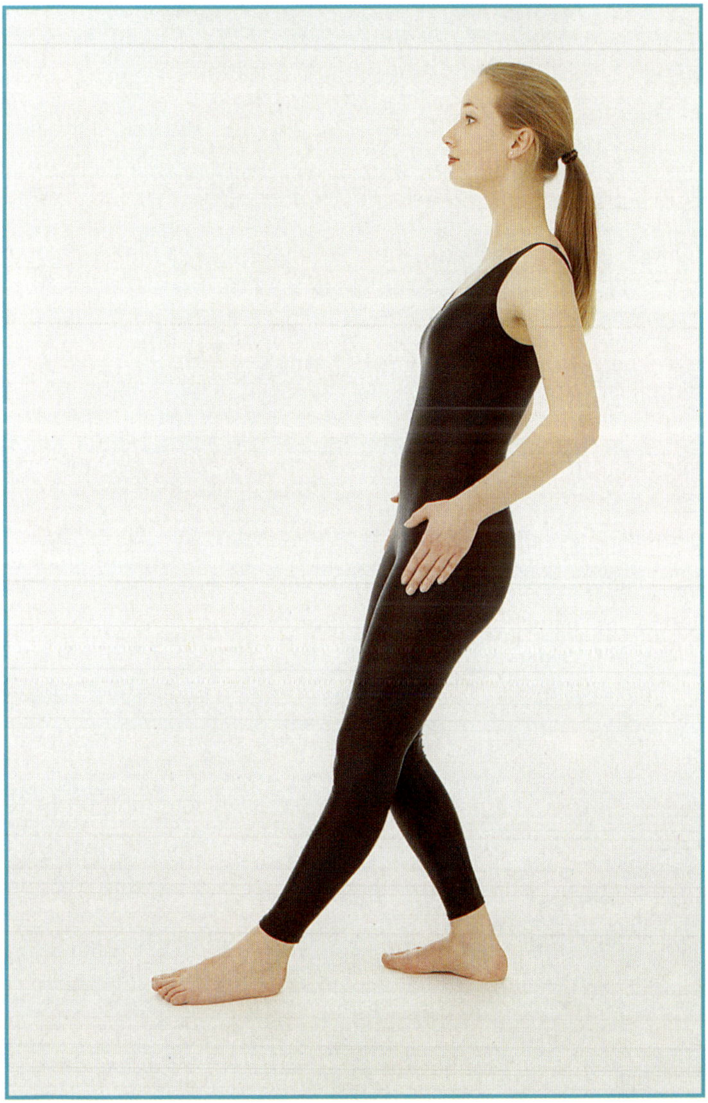

exercices moyens

16
moyen

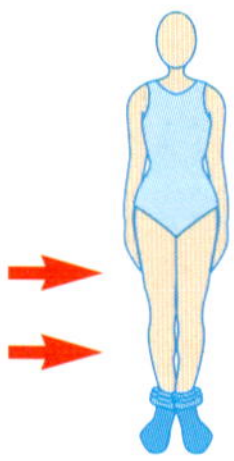

objectif

Renforcement des cuisses et des mollets.

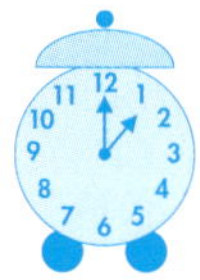

durée : 3 minutes 30

Restez 10 secondes sur la pointe des pieds et répétez 20 fois.

1 position de départ

Écartez les jambes et fléchissez les genoux à 90°.

Posez les mains sur les genoux.

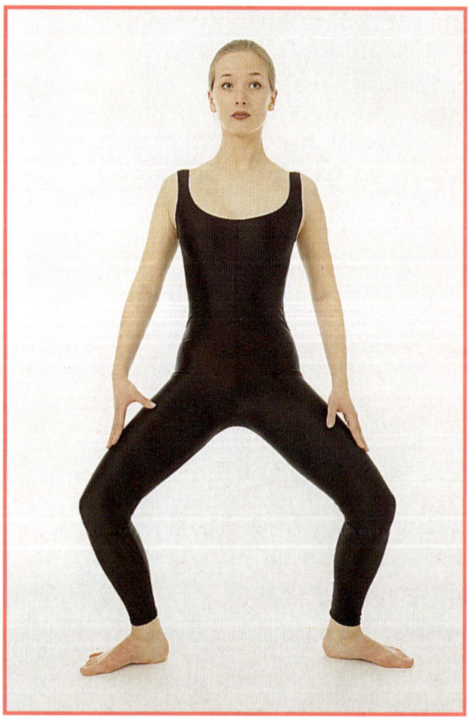

attention !

- Tendez la pointe des pieds.
- Gardez le dos droit.

Exercice recommandé aux joueurs de tennis.

2 travail

En soufflant, montez sur la pointe des pieds et maintenez 10 secondes.

Relâchez.

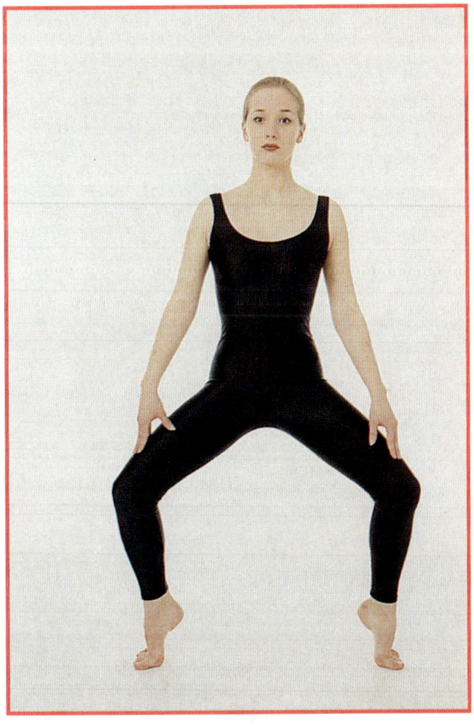

17
moyen

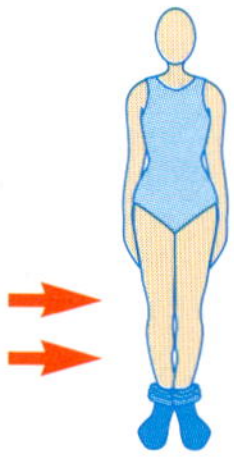

objectif

Étirement des ischio-jambiers et des mollets.

Les ischio-jambiers étant très sollicités, notamment pendant la course, il est nécessaire de les étirer.

durée : 3 minutes 30

Tenez la position 40 secondes.

Répétez 5 fois.

1 position de départ

Jambes tendues, posez les mains sur le sol devant vous.

2 travail

En soufflant, gardez la position, les jambes et les bras tendus.

Pliez les jambes pour vous reposer.

Recommencez en essayant de rapprocher de plus en plus les mains des pieds.

attention !

- Mettez les muscles en tension progressivement.
- Tendez doucement les jambes et les bras.

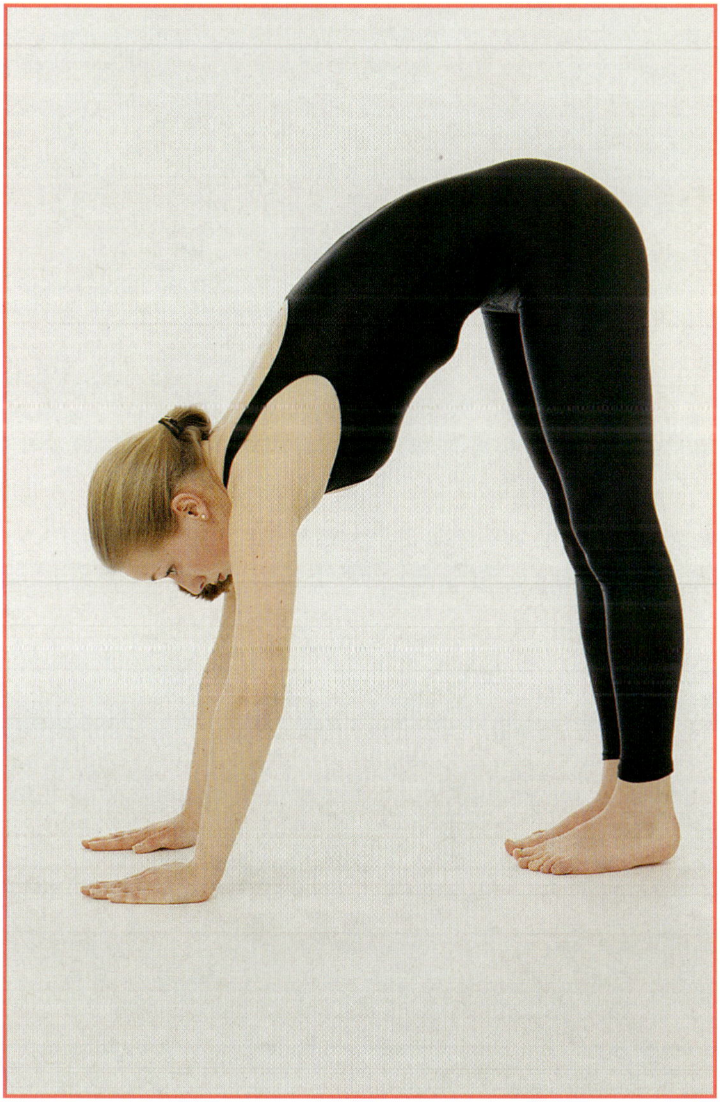

18
moyen

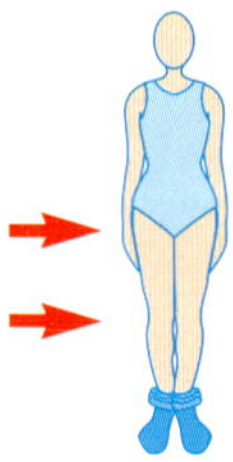

objectif

Étirements des fessiers et des ischio-jambiers.

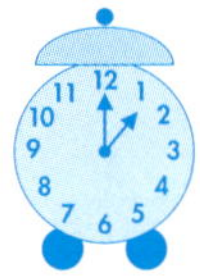

durée : 3 minutes 30

Maintenez la position 10 secondes, 10 fois sur chaque jambe.

1 position de départ

Mettez-vous à genoux, jambes écartées à 90°, une jambe tendue.

Les mains sont sur le sol de chaque côté du genou.

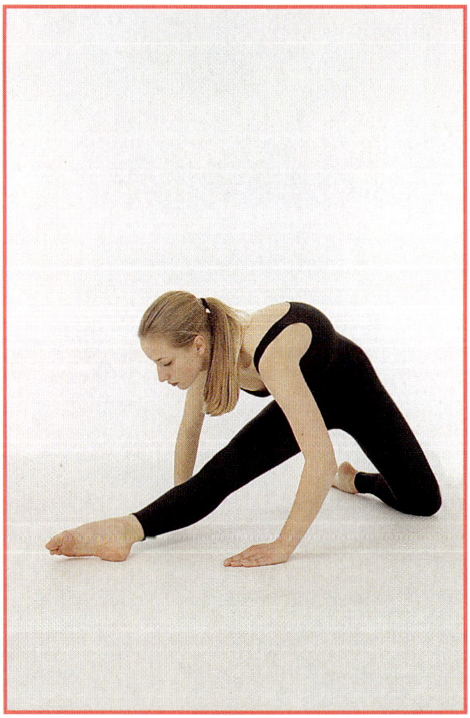

attention !

- Étirez progressivement, sans à-coup.
- Du côté de la jambe fléchie, ne descendez pas les fesses vers le talon.

2 travail

En soufflant, penchez le buste au-dessus de la jambe tendue.

Plus vous avancez les mains, plus vous penchez le buste, plus l'exercice est difficile.

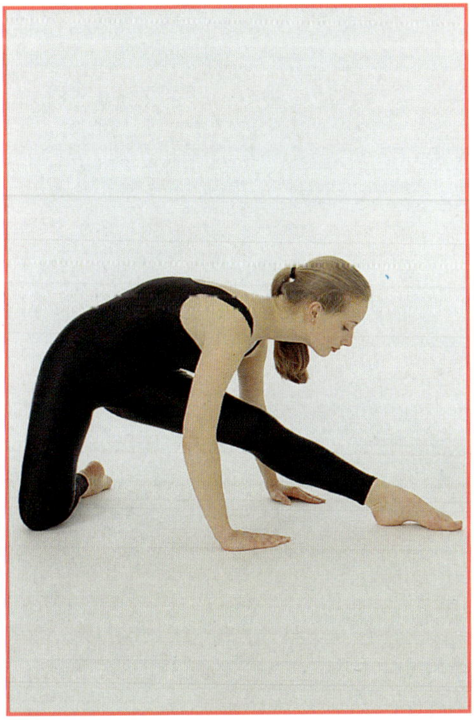

19

moyen

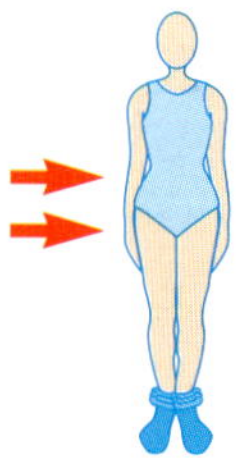

objectif

Renforcement des muscles du dos et des fessiers.

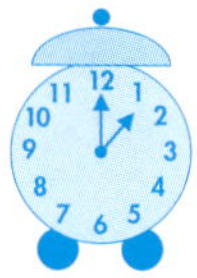

durée : 3 minutes 30

Maintenez la position 10 secondes.

Répétez 20 fois.

1 position de départ

Allongez-vous à plat ventre,
les bras et les jambes tendus et écartés.

2 travail

En soufflant, décollez simultanément les mains et les pieds à 10 centimètres du sol.

Maintenez la position, relâchez.

attention !

◆ **Ne creusez pas exagérément le bas du dos.**

Exercice recommandé aux personnes travaillant assises.

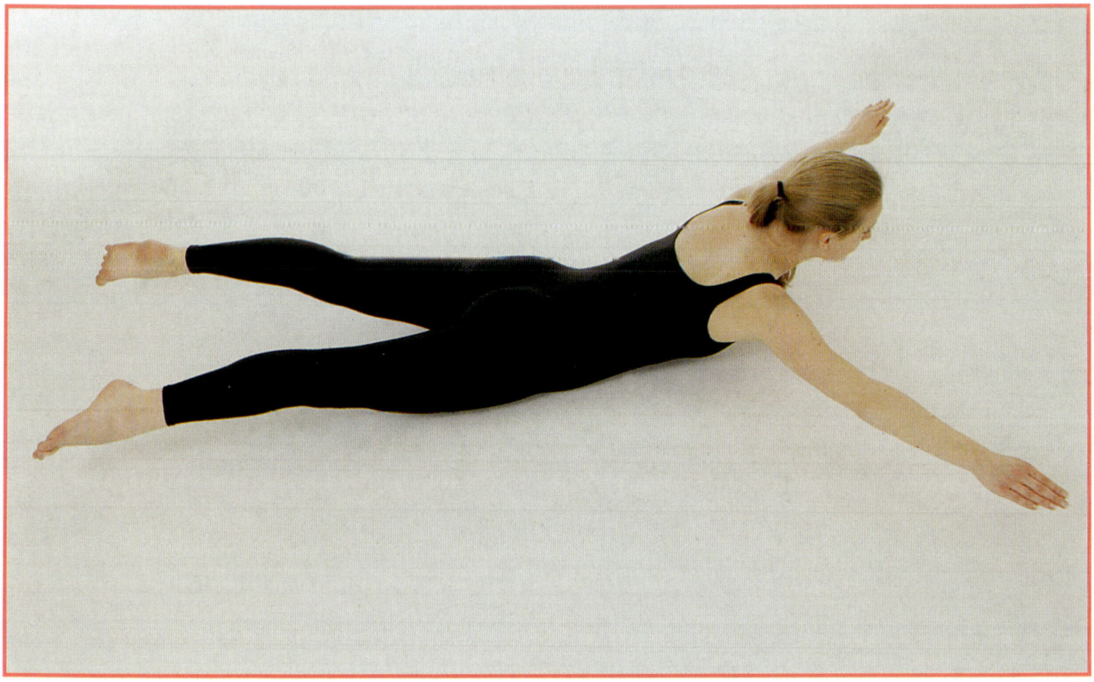

20
moyen

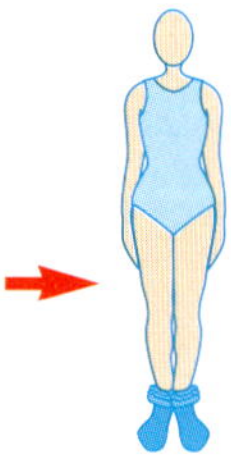

objectif

Assouplissement des ischio-jambiers.

durée : 3 minutes 30

Maintenez la position 20 secondes.

Répétez 20 fois sur chaque jambe.

1 position de départ

Asseyez-vous sur le sol, jambes tendues et écartées.

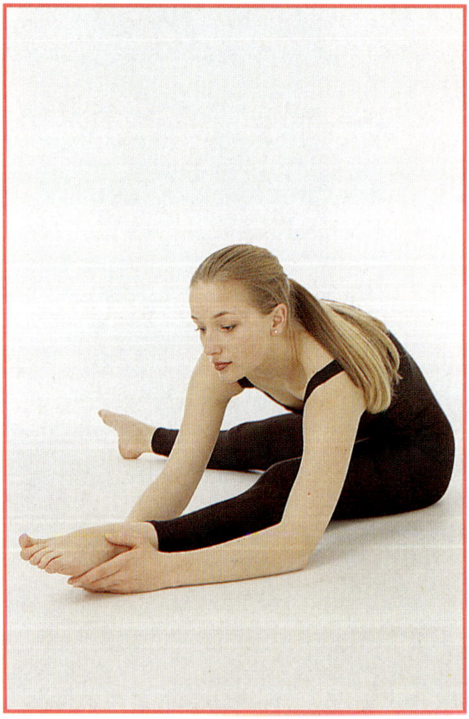

attention !

- Descendez progressivement, sans à-coup.
- Ne pliez pas les jambes.

Il est nécessaire d'assouplir les ischio-jambiers si vous courez.

2 travail

En soufflant, penchez-vous en avant sur une jambe et attrapez votre cheville.

Maintenez la position en cherchant à descendre le buste vers le genou.

Répétez l'exercice sur l'autre jambe.

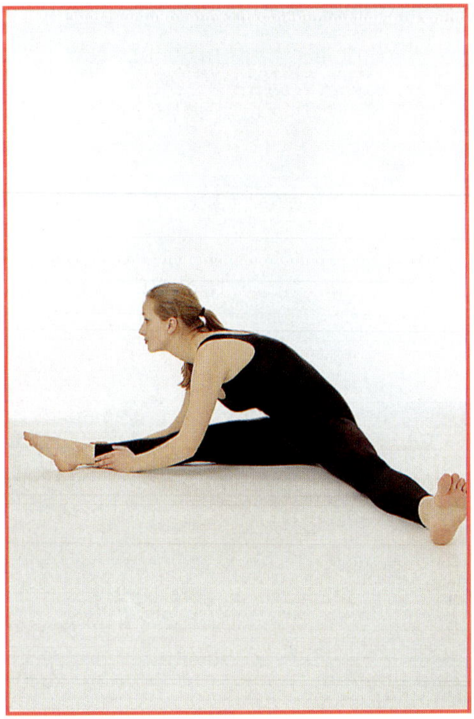

21
moyen

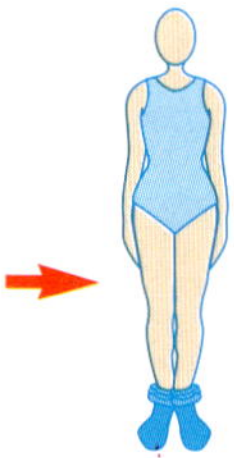

objectif

Assouplissement des ischio-jambiers et des quadriceps.

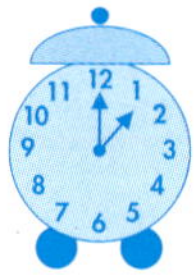

durée : 3 minutes 30

Tenez la position 10 secondes.

Alternez les 2 positions :
10 fois en avant,
10 fois en arrière.

1 position de départ

Asseyez-vous une jambe tendue, l'autre fléchie en arrière.
En soufflant, penchez-vous en avant sur la jambe tendue.
Cherchez à attraper votre cheville. Tenez la position en vous relâchant.

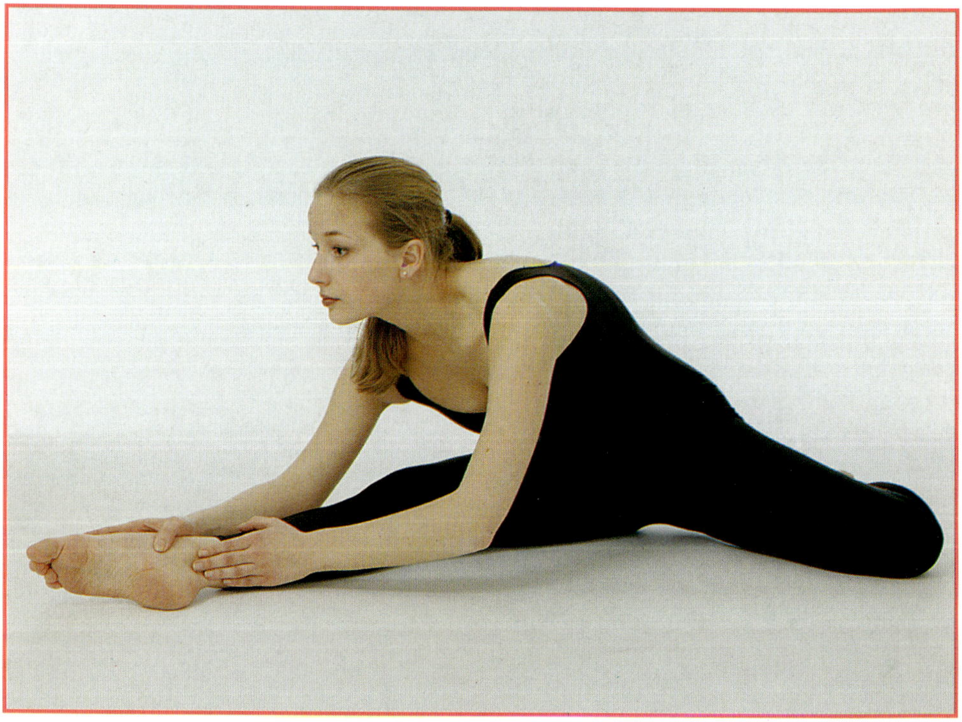

attention !

- **En position arrière, ne creusez pas exagérément le dos.**
- **Ne pliez pas la jambe avant.**

Exercice recommandé aux cyclistes et skieurs.

2 travail

Relevez-vous et penchez le buste en arrière, les mains posées sur le sol dans le dos.

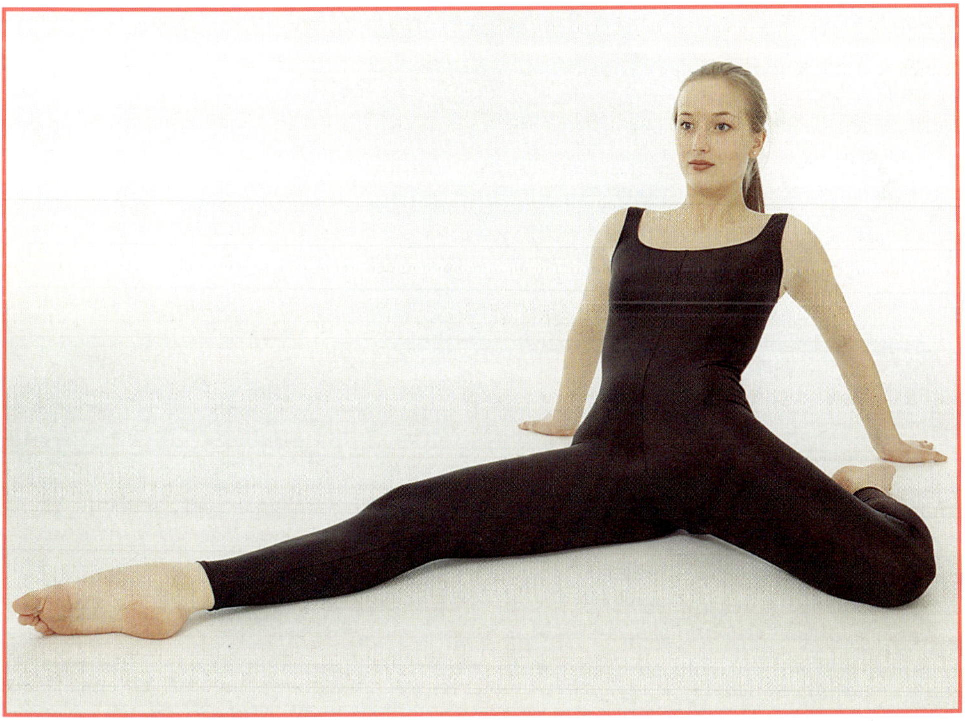

22
moyen

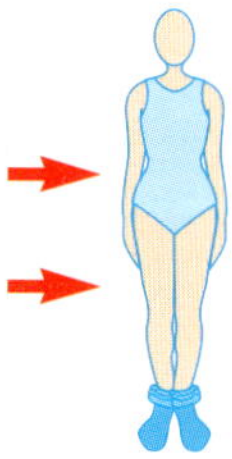

objectif

Étirement des ischio-jambiers et du dos.

Cet exercice permet de juger des progrès accomplis.

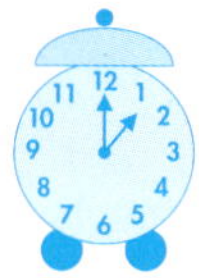

durée : 5 minutes

Essayez de tenir la position 10, 20 secondes, puis plusieurs minutes.

1 position de départ

Asseyez-vous sur le sol, les jambes tendues.

2 travail

En soufflant, penchez-vous en avant et tendez les mains en direction des pieds.

Cherchez à descendre le buste sur les genoux.

Tenez la position le plus longtemps possible.

attention !

- Ne donnez pas d'à-coup.
- Ne pliez pas les jambes.
- Faites cet exercice progressivement, sans chercher à toucher vos pieds à tout prix.

Plus les mains se rapprochent des pieds, plus les muscles sont souples.

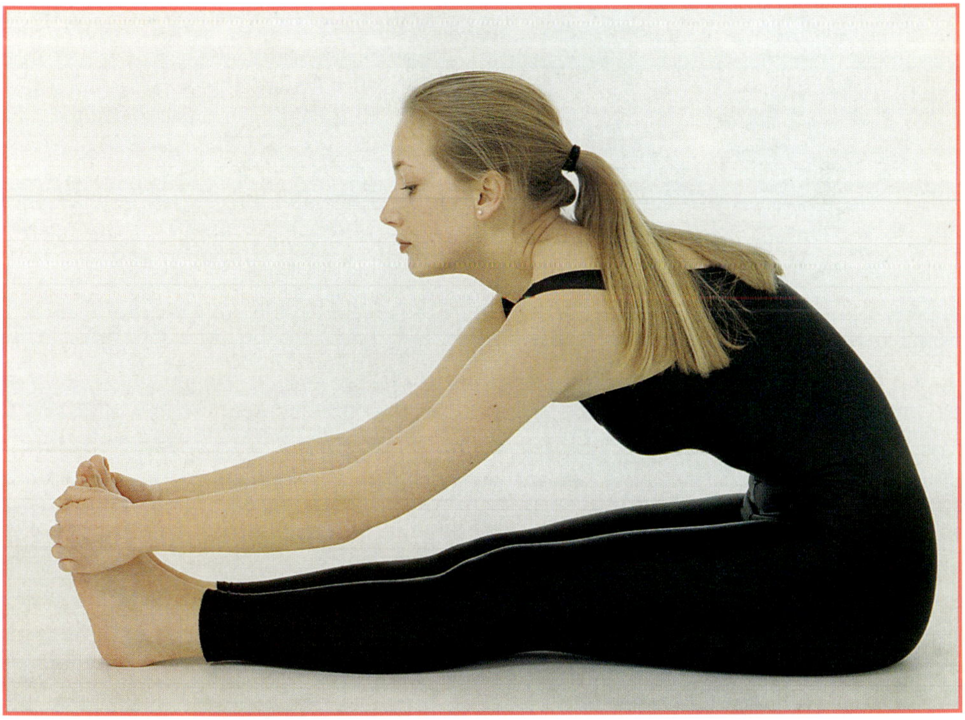

23
moyen

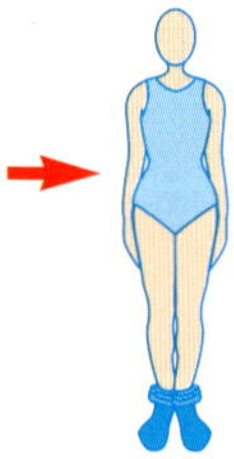

objectif

Assouplissement du dos.

Cet exercice est interdit aux personnes opérées du dos.

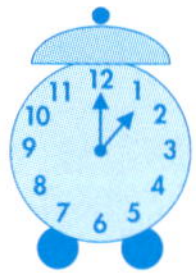

durée : 3 minutes 30

Maintenez la position 10 secondes.

Répétez 10 fois de chaque côté.

1 position de départ

Couchez-vous sur le dos, les bras en croix.

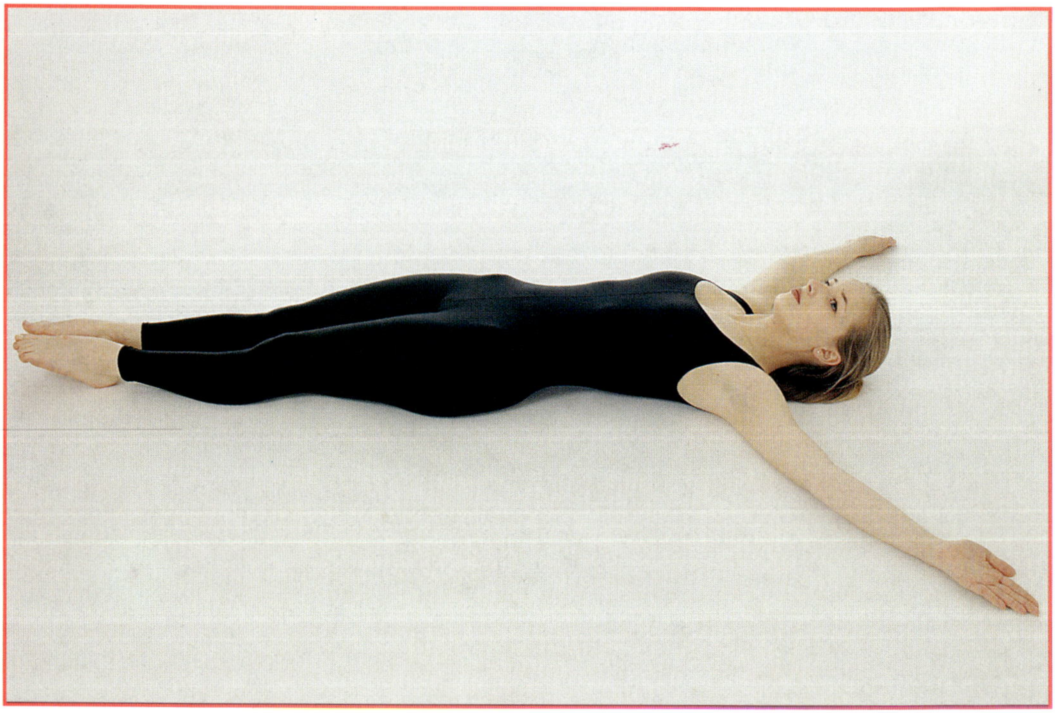

attention !

- **Vos épaules ne doivent pas se décoller du sol.**
- **Vos bras doivent rester tendus.**

2 travail

En soufflant, croisez une jambe par-dessus l'autre et posez-la sur le sol de façon à ce que les deux jambes forment un angle droit.

Si cela est trop difficile, diminuez l'angle.

Maintenez les épaules au sol. Regardez le plafond.

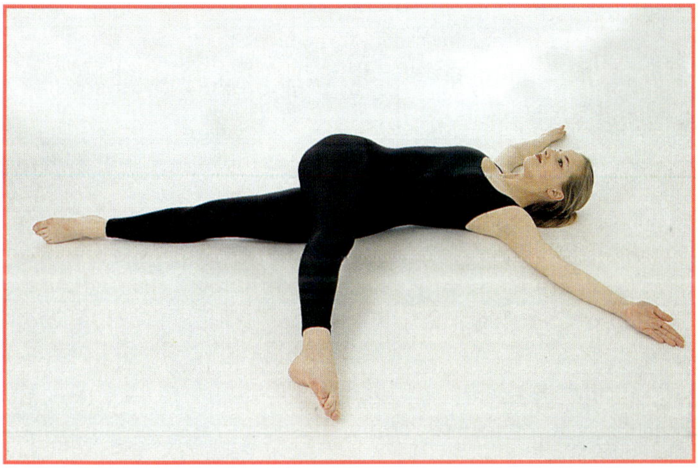

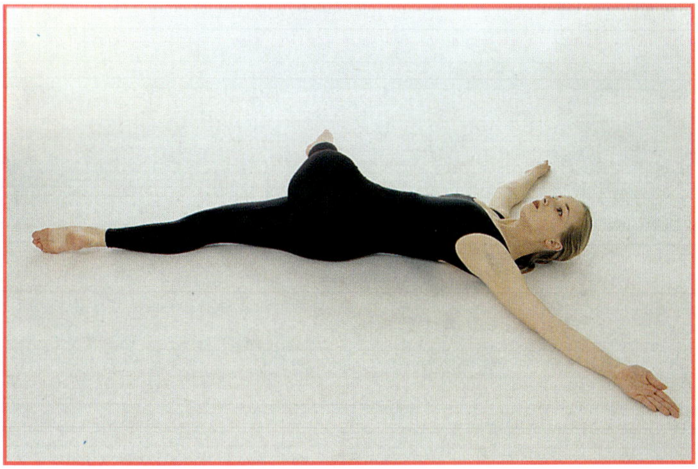

24
moyen

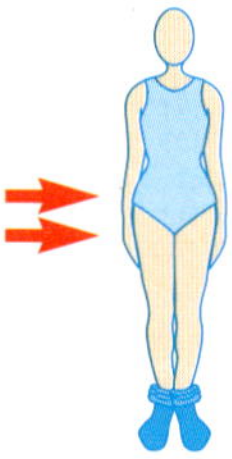

objectif

Renforcement des muscles lombaires et des fessiers.

durée : 3 minutes 30

Maintenez la position 10 secondes.

Répétez 10 fois pour chaque jambe.

1 position de départ

Mettez-vous à quatre pattes, assis sur les talons, les bras fléchis, les avant-bras posés sur le sol.

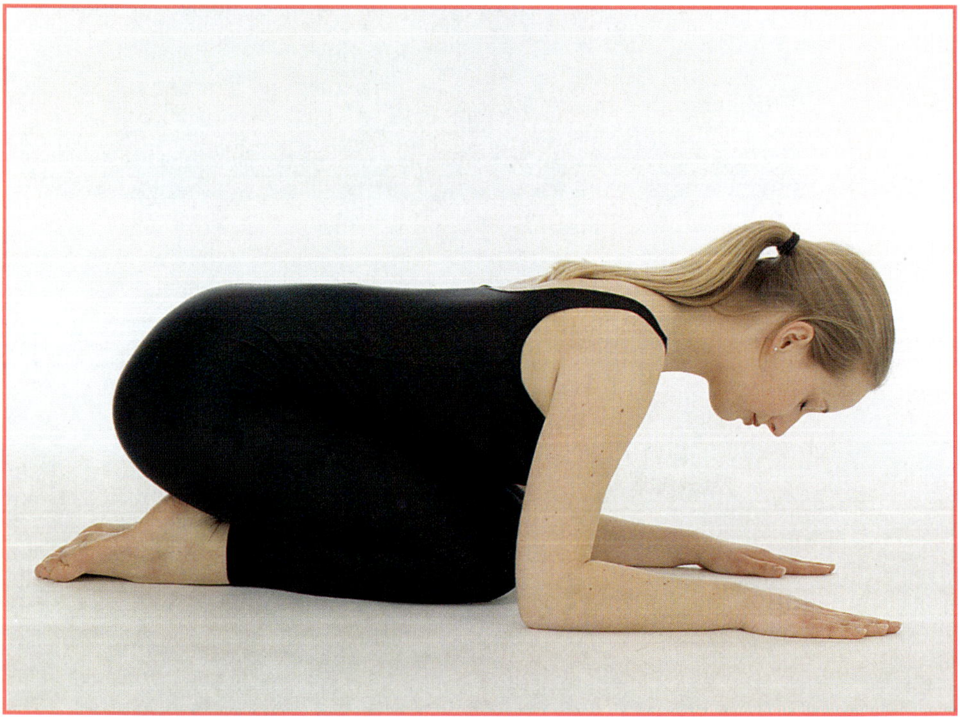

attention !

- **Si la position est instable, écartez davantage les bras pour vous équilibrer.**
- **Ne cherchez pas à lever la jambe trop haut.**

Exercice recommandé aux personnes souffrant de lombalgies. Il doit être exécuté en dehors des périodes douloureuses et interrompu s'il est pénible.

2 travail

En soufflant, tendez une jambe en arrière.
Maintenez la position et changez de jambe.

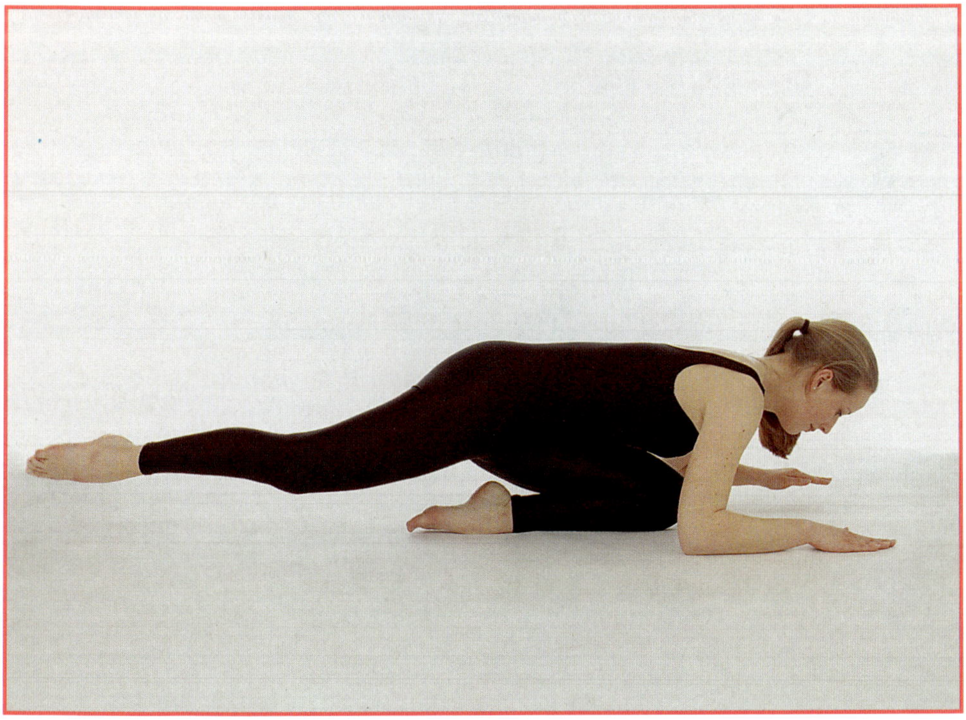

25
moyen

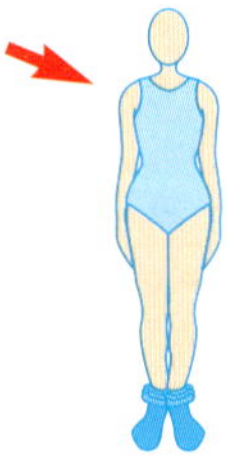

objectif

Renforcement des épaules.

L'utilisation du bâton est facultative. L'exercice peut se faire avec des haltères pour augmenter la difficulté.

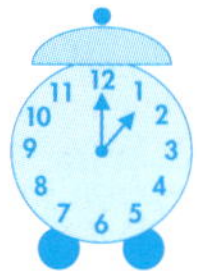

durée : 5 minutes

Amenez les bras 20 fois de chaque côté.

Comptez 5 secondes pour aller de gauche à droite.

Répétez 3 fois.

1 position de départ

Asseyez-vous en tailleur, le dos bien droit.

Tendez les bras devant vous.

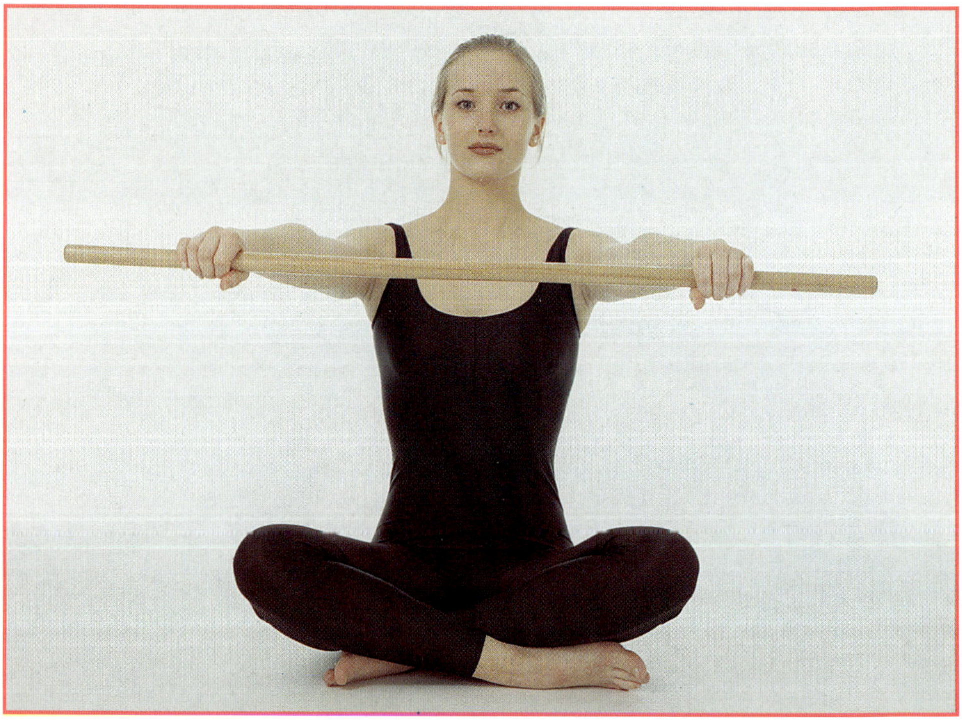

attention !

- Restez stable, ne vous penchez pas sur les côtés.

2 travail

En soufflant, amenez les bras latéralement à droite, puis à gauche sans les plier.

Regardez droit devant vous. Rentrez le ventre.

Baissez les bras et reposez-vous.

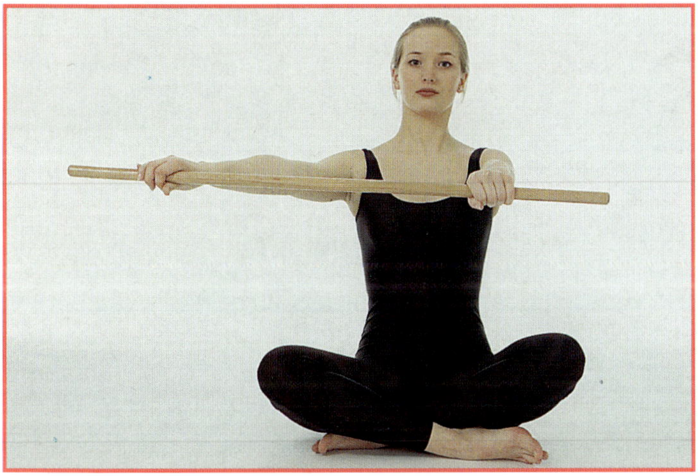

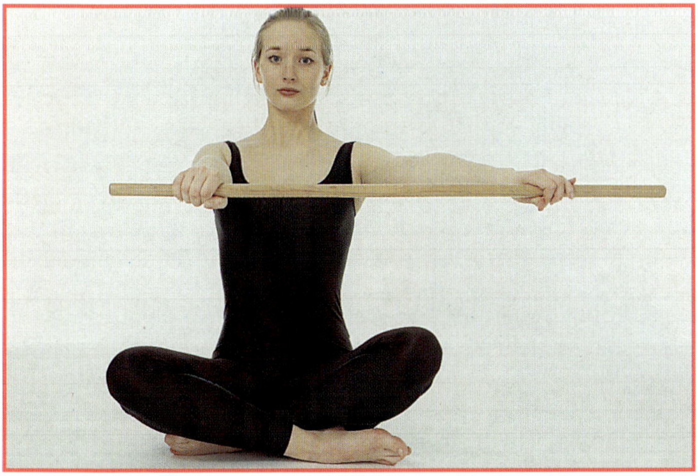

26
moyen

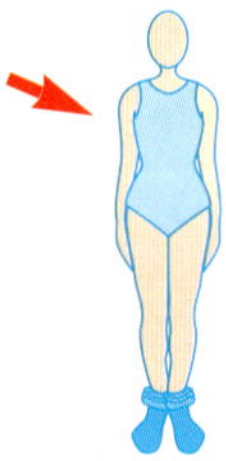

objectif

Renforcement des biceps.

La contraction du biceps se fait sans que le coude plie.

Cet exercice renforce le muscle sans augmenter exagérément son volume.

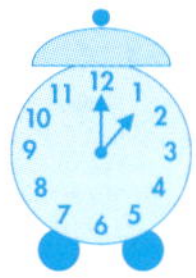

durée : 3 minutes 30

Tirez sur le bâton pendant 10 secondes.

Répétez 20 fois la contraction.

1 position de départ

Asseyez-vous jambes pliées, le bâton sous les genoux.

Les mains, ongles tournés vers le haut, tirent sur le bâton.

2 travail

En soufflant, tirez le bâton vers vous.

Vos cuisses opposent une résistance à l'élévation du bâton.

Contractez fortement les biceps pour tirer le bâton, relâchez.

attention !

- Ne soulevez pas les pieds.
- Tenez-vous bien droit.

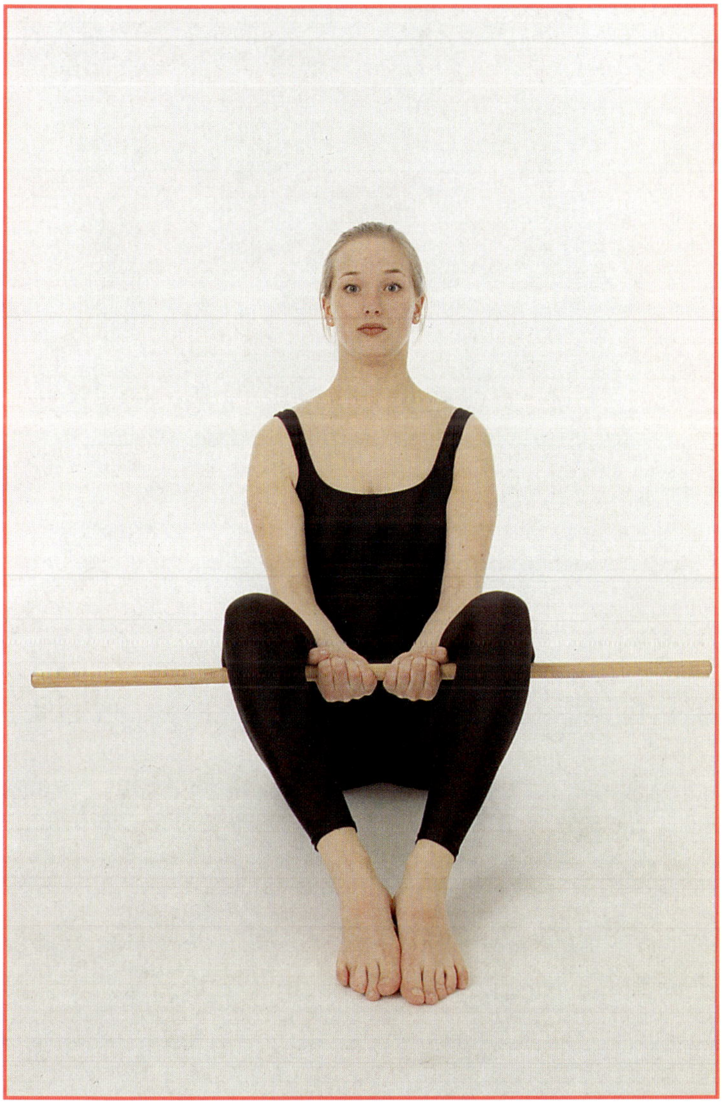

27
moyen

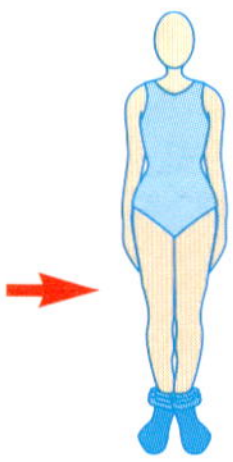

objectif

Étirement des quadriceps.

durée : 1 minute 40

Maintenez la position
20 secondes.

Répétez 5 fois.

1 position de départ

Mettez-vous à genoux en appui arrière sur les coudes.

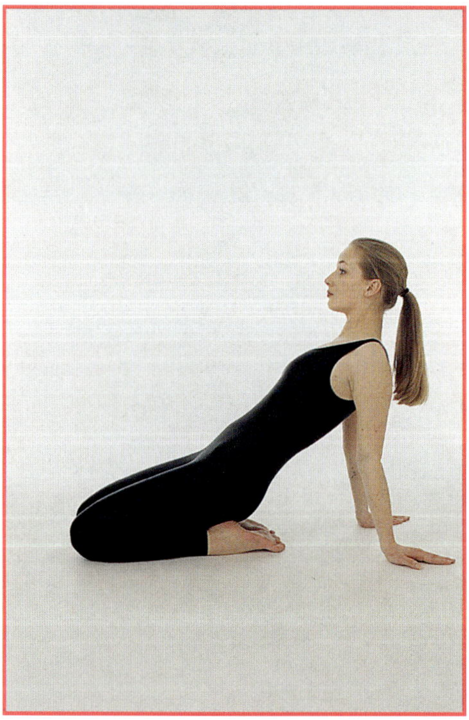

attention !

- **Ne creusez pas exagérément le dos.**

Exercice recommandé après une journée de ski ou une longue randonnée en vélo.

2 travail

En soufflant, maintenez la position.

Remontez en tendant les bras et redescendez.

Si vous n'arrivez pas à poser les coudes, restez en appui sur les mains.

Baissez progressivement.

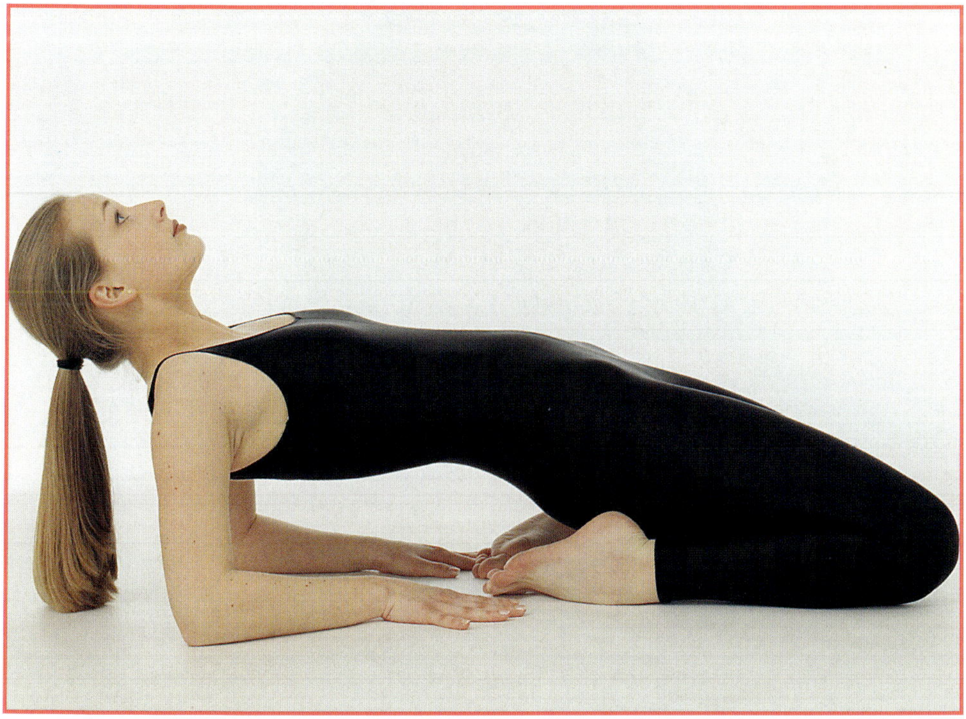

28

moyen

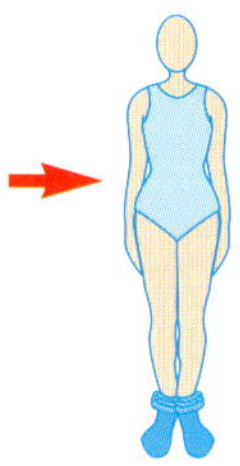

objectif

Travail de redressement du dos.

Cet exercice est particulièrement recommandé aux personnes qui restent assises longtemps.

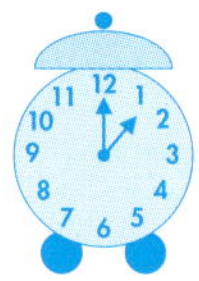

durée : 3 minutes 30

Maintenez la position 20 secondes.

Répétez 10 fois.

1 position de départ

Asseyez-vous en tailleur, un bâton maintenu à la verticale dans le dos, par une main au-dessus de la tête et l'autre en bas du dos.

2 travail

En soufflant, redressez-vous au maximum en essayant que tout votre dos touche le bâton.

Rentrez le ventre.

Tirez le sommet du crâne vers le ciel.

Inversez la position des bras.

attention !

- Écartez bien les genoux pour être stable.

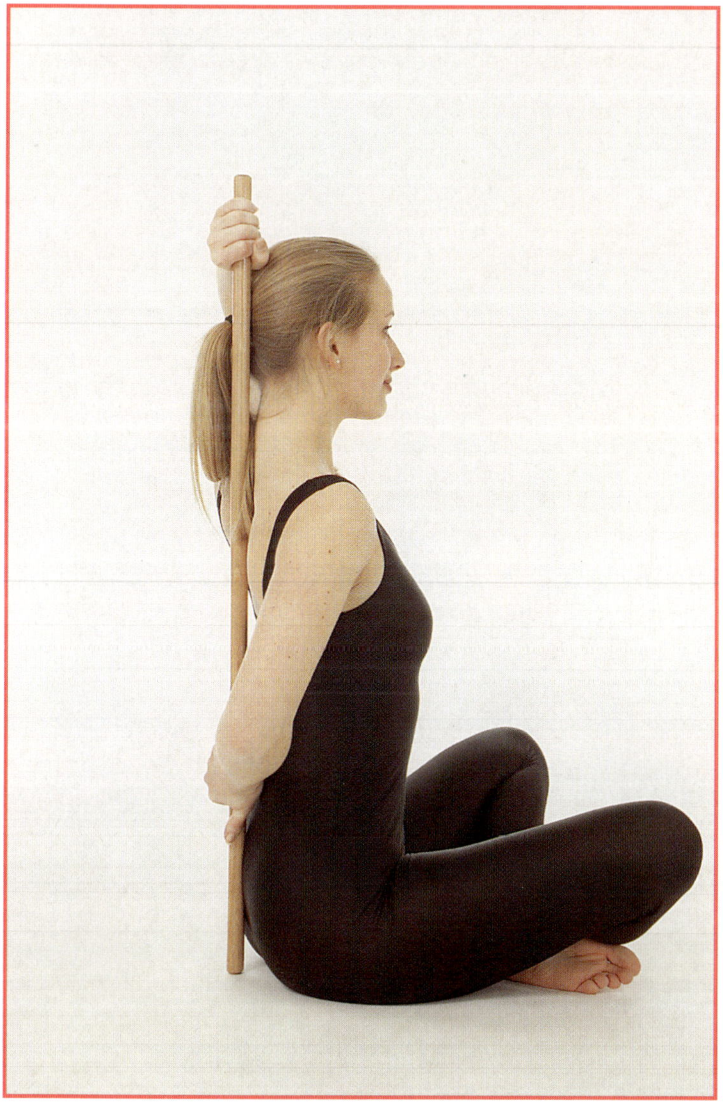

29
moyen

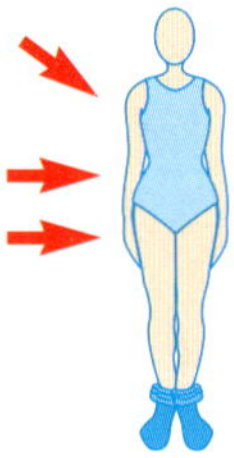

objectif

Renforcement des bras, des fessiers et du dos.

Cet exercice, très complet, associe un étirement du dos et un travail de renforcement musculaire.

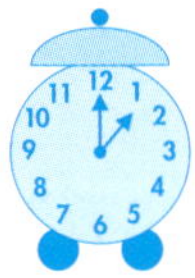

durée : 1 minute 40

Maintenez la position 20 secondes.

Répétez 5 fois.

1 position de départ

Asseyez-vous jambes tendues, les mains posées sur le sol en arrière des fesses.

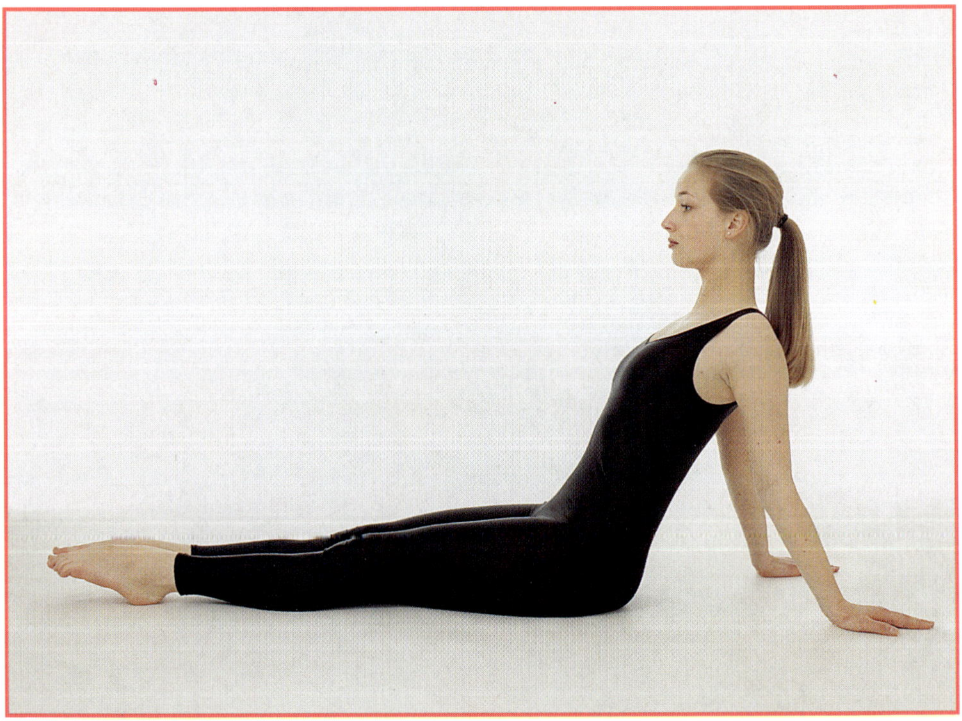

attention !

- Ne creusez pas exagérément le dos.
- Si cet exercice vous fait mal au dos, arrêtez.

2 travail

En soufflant, contractez les fessiers et montez le bassin jusqu'à obtenir l'alignement des pieds, du bassin et des épaules.

Laissez aller votre tête en arrière.

Maintenez la position en respirant profondément.

Redescendez.

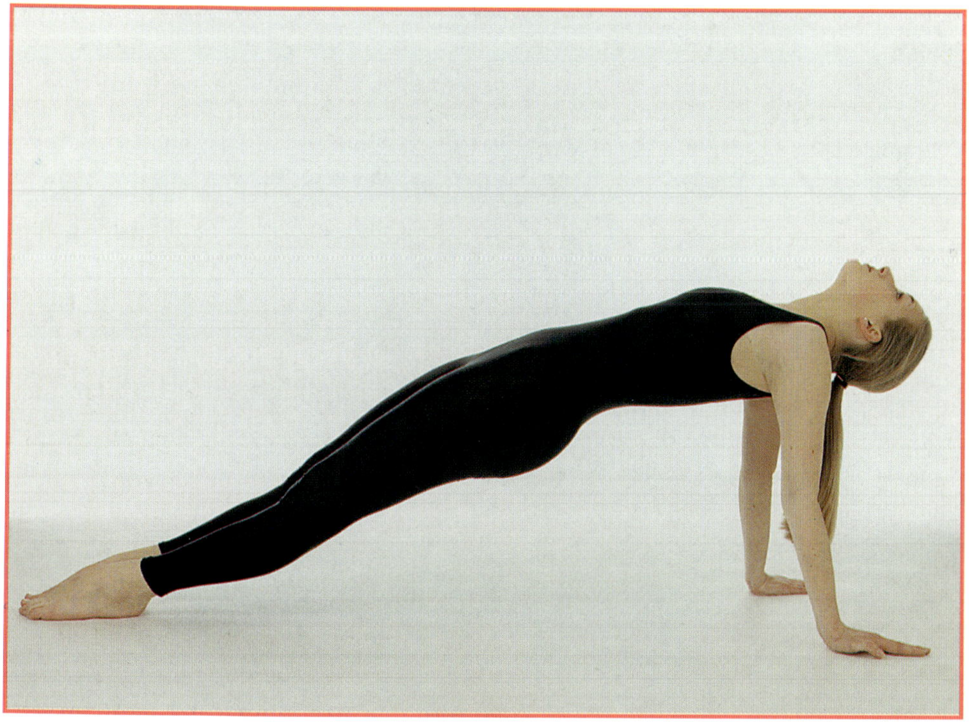

30
moyen

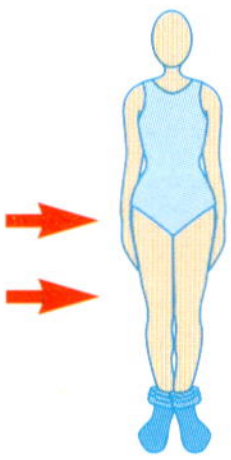

objectif

Étirement des fessiers et des ischio-jambiers.

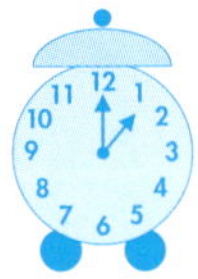

durée : 3 minutes 30

Gardez la position 20 secondes.

Répétez 10 fois.

1 position de départ

Allongez-vous sur le dos, les jambes tendues.

Tenez votre mollet avec vos mains.

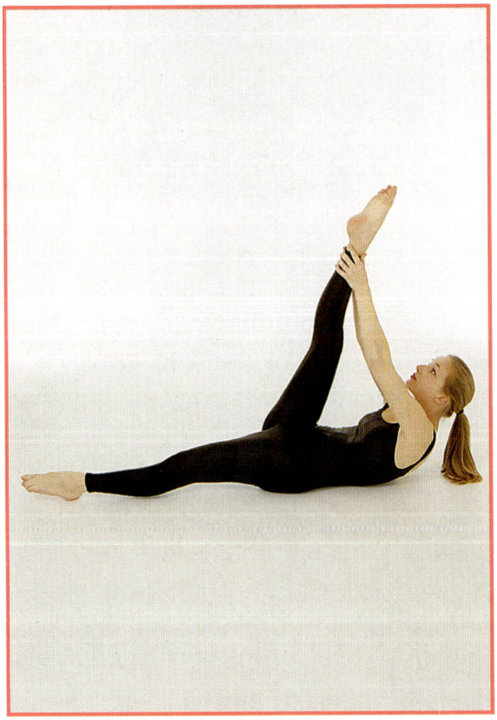

attention !

- Plus vos mains se rapprochent des pieds, plus c'est difficile, et inversement.
- Ne pliez pas les genoux.

2 travail

En soufflant, maintenez la position, les bras tendus.

Changez de jambe.

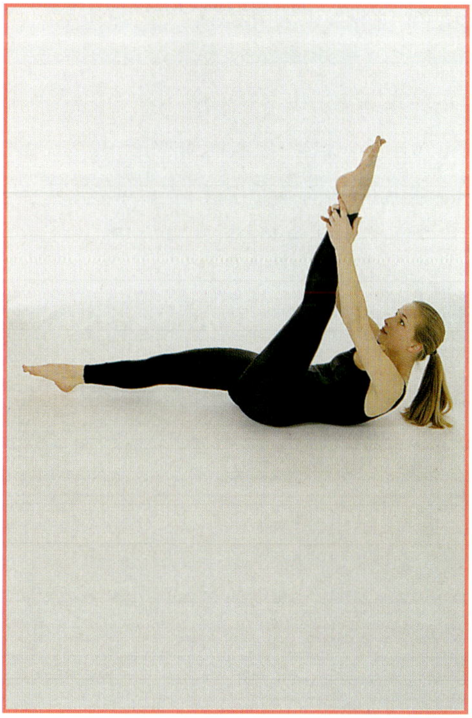

31
moyen

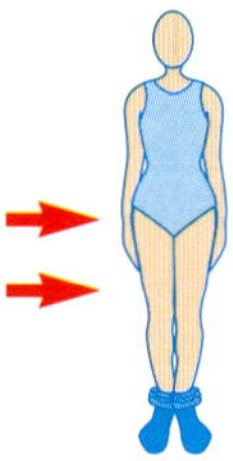

objectif

Étirement des fessiers et des ischio-jambiers.

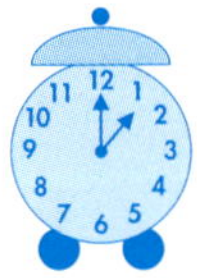

durée : 1 minute 40

Gardez la position 20 secondes.

Répétez 5 fois.

1 position de départ

Vous êtes debout, jambes tendues et croisées, les mains posées sur le sol.

Plus vos mains sont près de vos pieds, plus c'est difficile.

2 travail

En soufflant, cherchez à maintenir la position, sans plier les jambes.

Relâchez.

attention !

- Écartez les mains pour être bien stable.

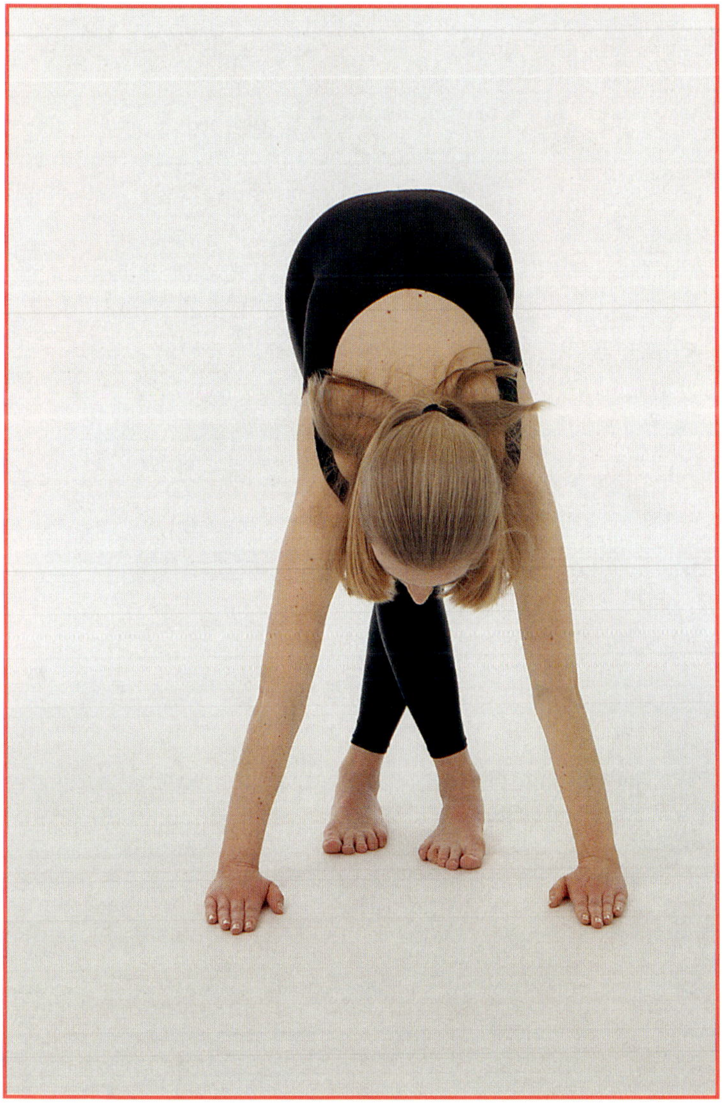

32
moyen

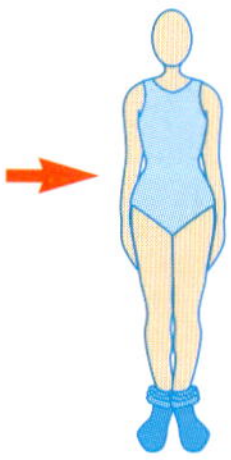

objectif

Renforcement des abdominaux.

Dans cet exercice, la mise en tension des abdominaux est provoquée par l'inclinaison du buste en arrière.

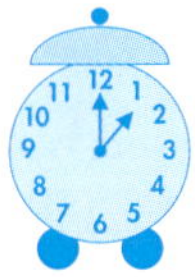

durée : 3 minutes 30

Tenez la position 20 secondes.

Répétez 5 fois sur chaque jambe.

1 position de départ

Vous êtes debout, une jambe devant l'autre, les bras tendus au-dessus de la tête, les mains tenant un bâton.

2 travail

Penchez le buste un peu en arrière, la jambe arrière légèrement pliée.

Gardez la position en soufflant.

Changez de jambe.

attention !

- Ne creusez pas exagérément le dos.

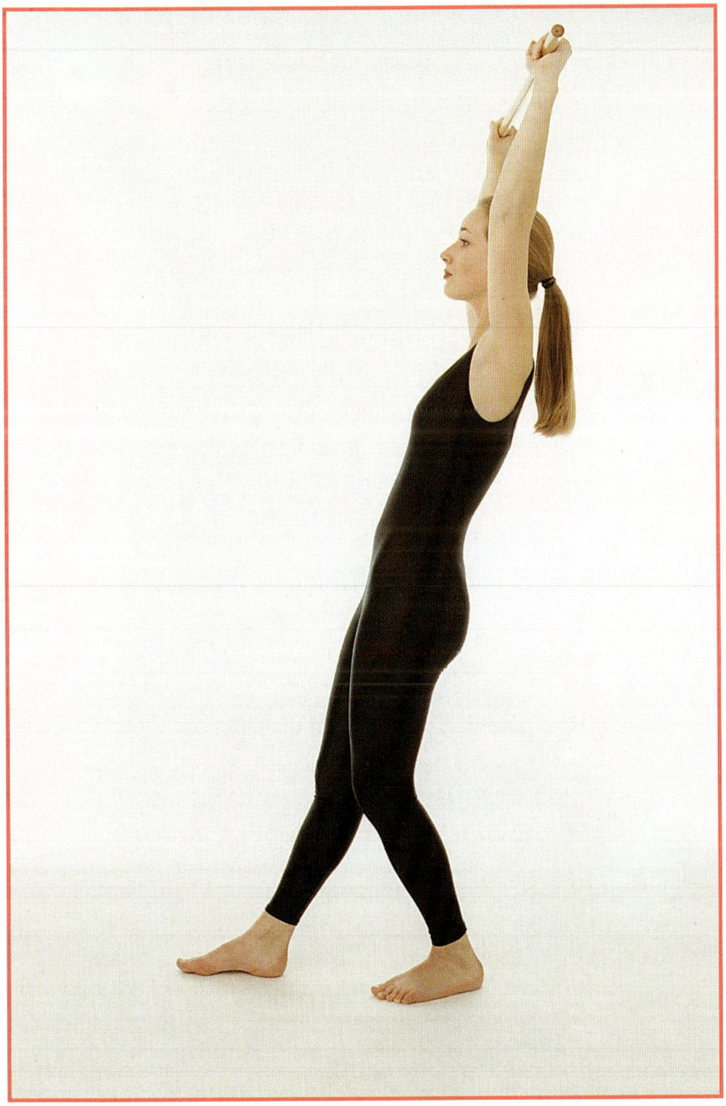

33
moyen

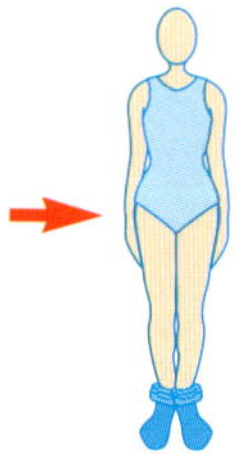

objectif

Renforcement du dos et des fessiers.

durée : 3 minutes 30

Maintenez la position 20 secondes.

Répétez 5 fois sur chaque jambe.

1 position de départ

Mettez-vous à quatre pattes.

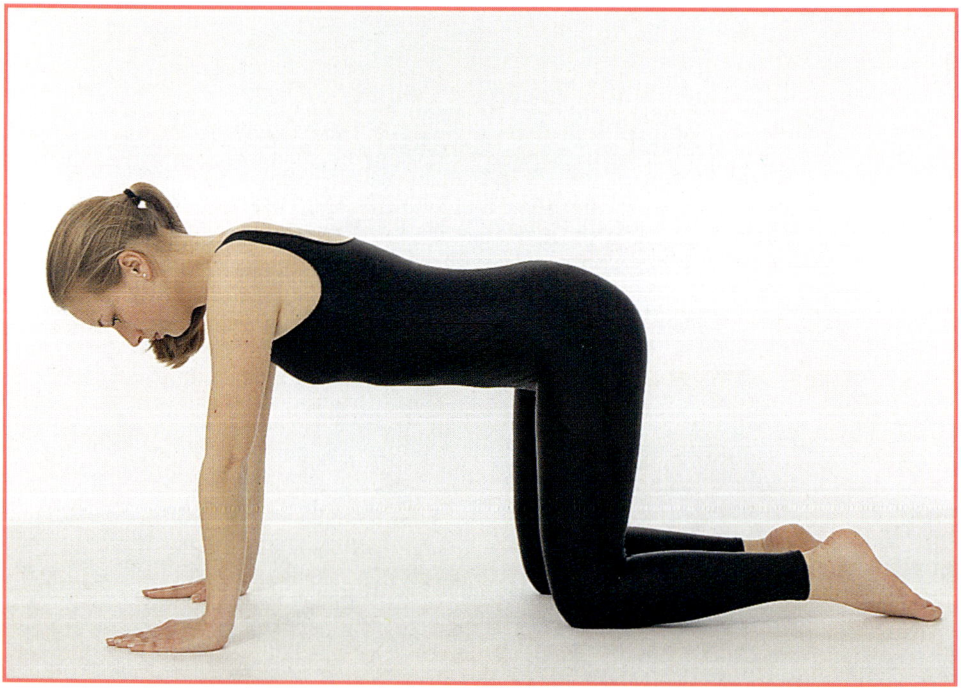

attention !

- **Rentrez bien le ventre pour éviter de creuser le dos.**

Exercice recommandé aux personnes souffrant du dos.

2 travail

En soufflant, tendez un bras en avant et la jambe du côté opposé : par exemple bras droit, jambe gauche.

Cherchez à aller le plus loin possible avec votre main et le plus en arrière avec votre pied.

Maintenez la position.

Changez de jambe et de bras.

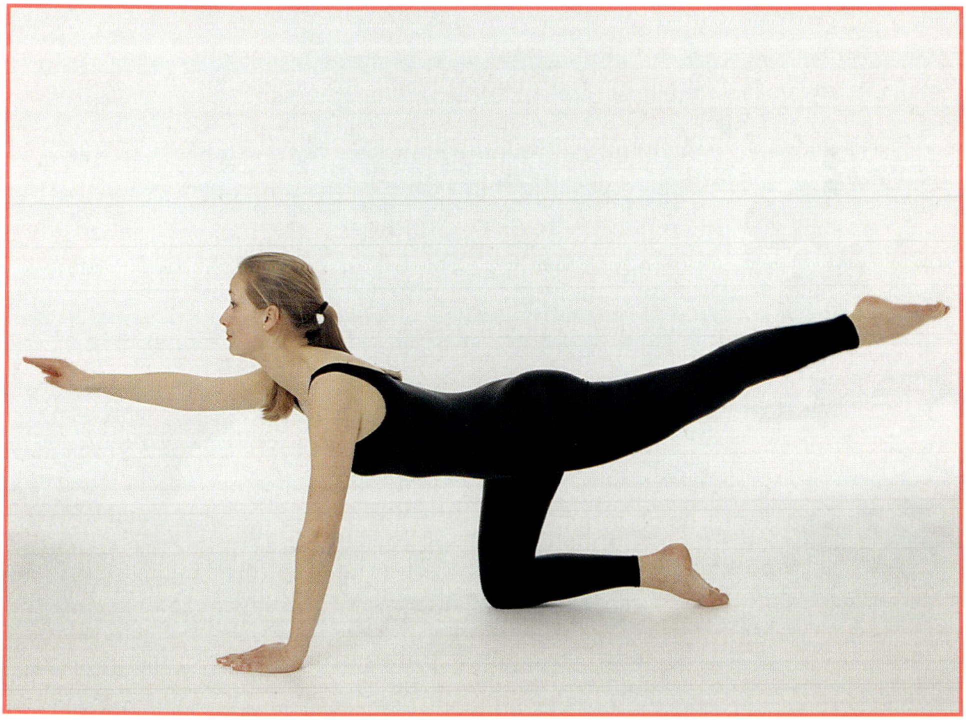

34
moyen

objectif

Étirement du dos.

durée : 3 minutes 30

Maintenez la position 20 secondes.

Répétez 10 fois.

1 position de départ

Assis en tailleur, tenez avec vos mains un bâton coincé sous vos pieds.

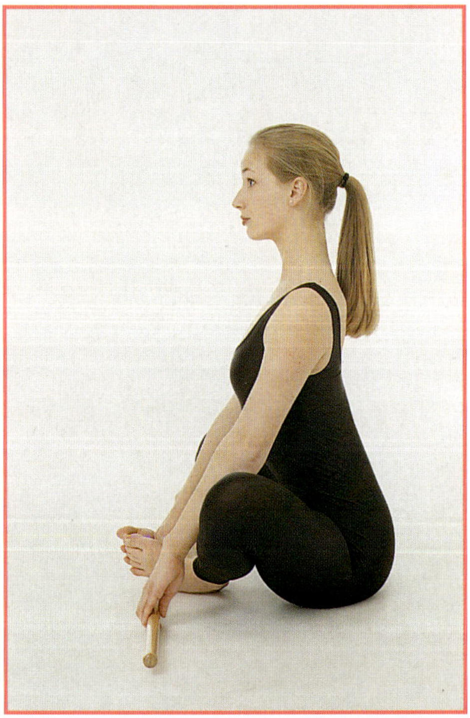

attention !

◆ **Regardez droit devant vous.**

Exercice recommandé aux personnes ayant le dos rond.

2 travail

Tirez avec les mains le bâton et redressez-vous au maximum en poussant le buste vers le haut ; sortez la poitrine.

Maintenez la position. Relâchez.

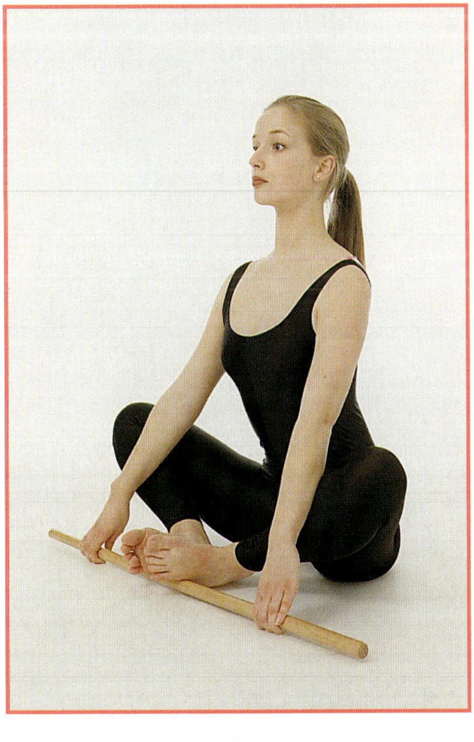

35
moyen

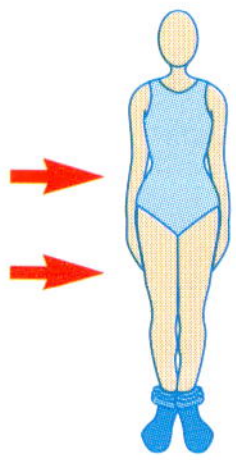

objectif

Renforcement des cuisses et du dos.

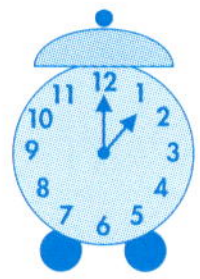

durée : 3 minutes 30

Maintenez la position
20 secondes.
Répétez 10 fois.

1 position de départ

Mettez-vous à genoux, assis sur vos talons,
les mains posées sur le sol en arrière des pieds.

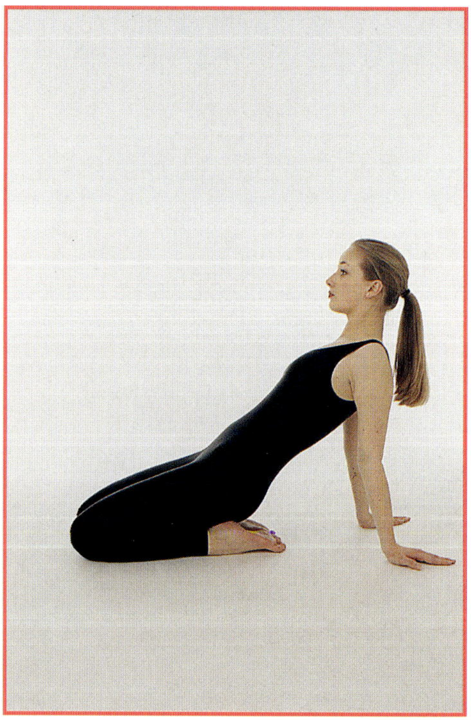

attention !

- Ne pliez pas les bras.
- Ne creusez pas exagérément le dos.
- Les genoux, le bassin et les épaules doivent être alignés.

Cet exercice peut être pénible pour les personnes souffrant de lombalgies. En cas de douleur, cessez l'exercice.

2 travail

En soufflant, soulevez les fesses et poussez le ventre vers le haut.

Penchez la tête légèrement en arrière.

Relâchez.

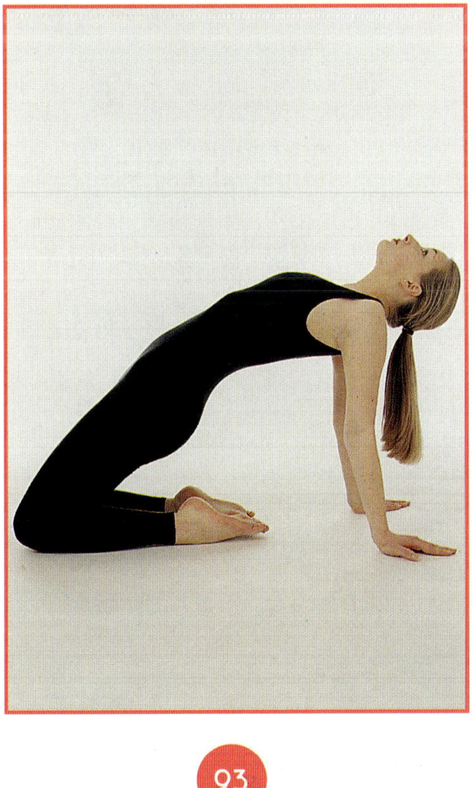

exercices difficiles

36
difficile

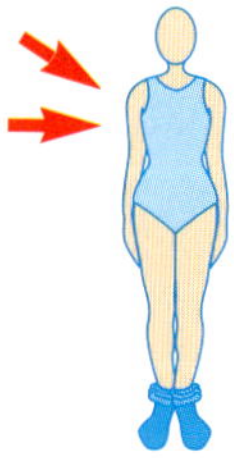

objectif

Renforcement des pectoraux, des triceps et des biceps.

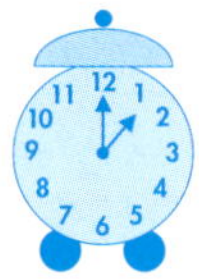

durée : 1 minute 40

Maintenez la position 10 secondes.

Répétez 10 fois.

1 position de départ

En appui sur les mains et les pieds, bras tendus, corps tendu.

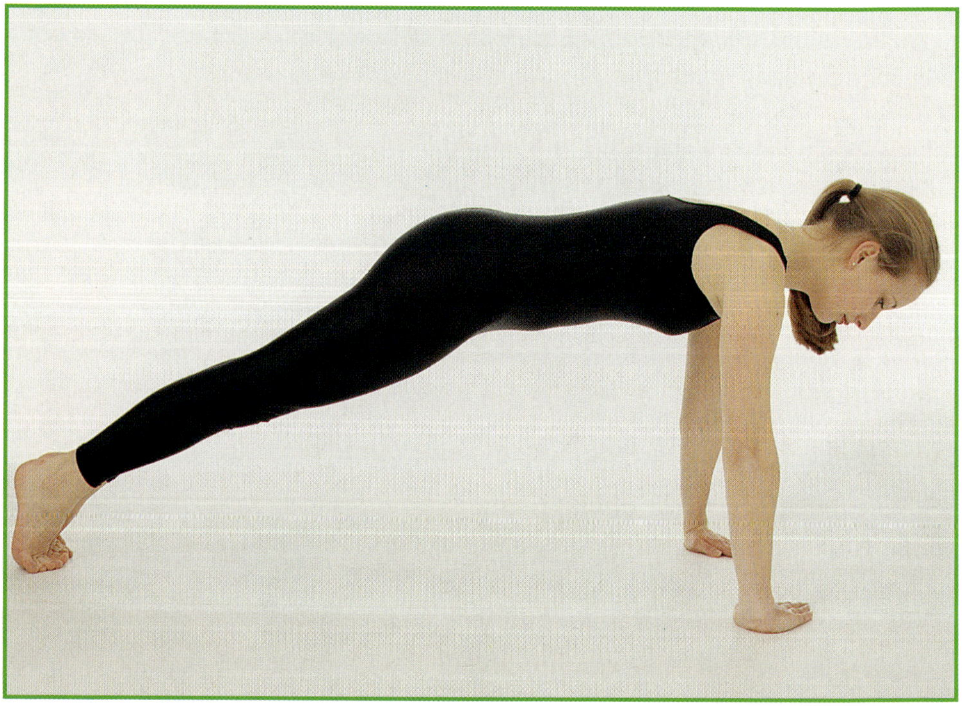

attention !

- **Le corps doit être parfaitement horizontal.**

Exercice recommandé à tous les sportifs.

2 travail

En soufflant, pliez les bras pour amener le corps à l'horizontale.

Maintenez la position.

Remontez.

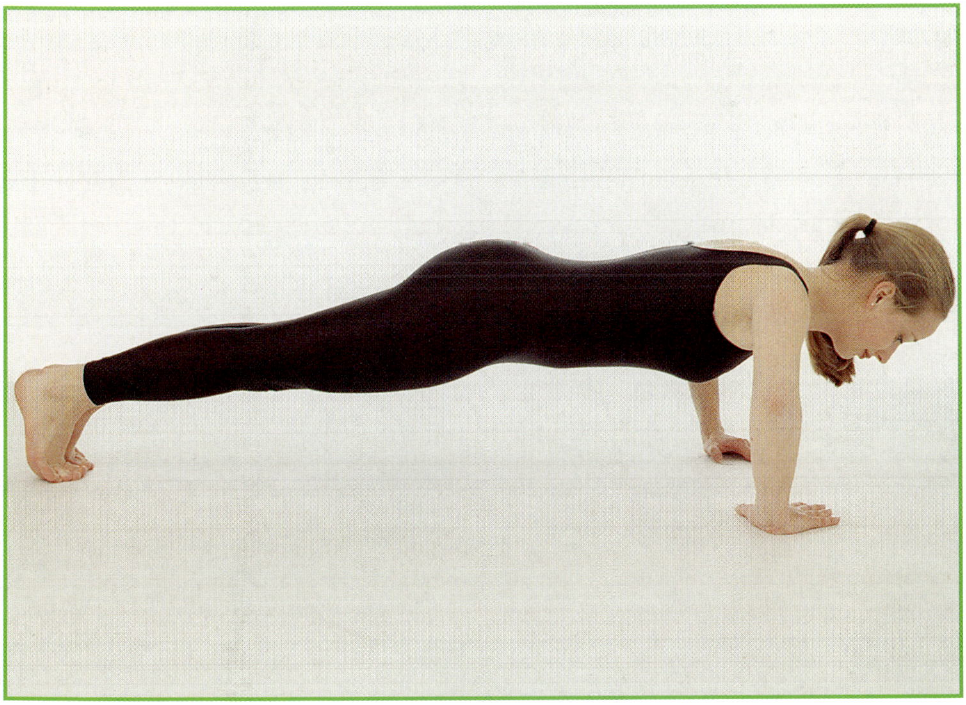

37
difficile

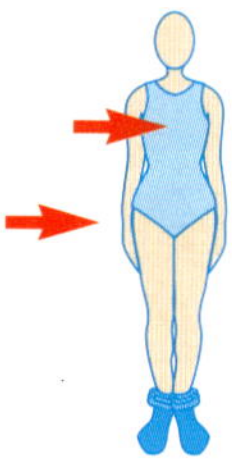

objectif

Renforcement des pectoraux et des fessiers.

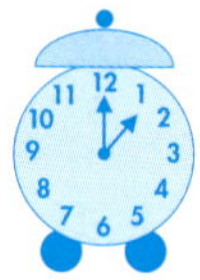

durée : 3 minutes 30

Maintenez la position 20 secondes.

Répétez 5 fois sur chaque jambe.

1 position de départ

Mettez-vous à quatre pattes, bras tendus.

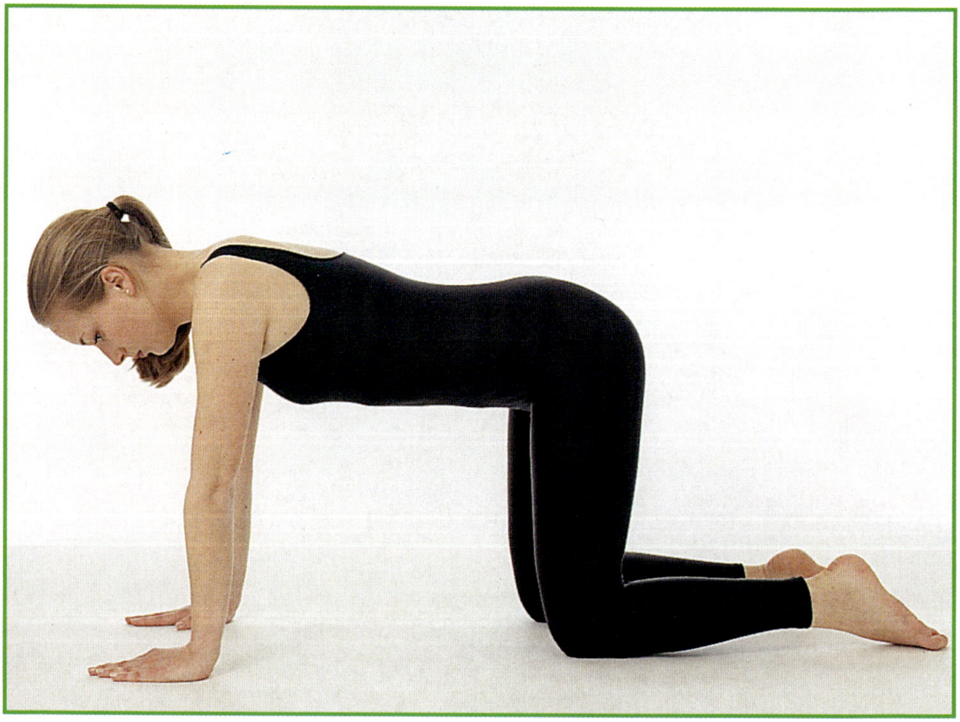

attention !

- Rentrez bien votre ventre pendant l'exercice pour ne pas trop creuser le dos.
- Écartez les bras, car la position est instable.

2 travail

En soufflant, tendez une jambe vers l'arrière et en haut ; pliez les bras.

Les épaules, le bassin et le pied de la jambe tendue doivent être alignés.

Maintenez la position.

Relevez-vous et changez de jambe.

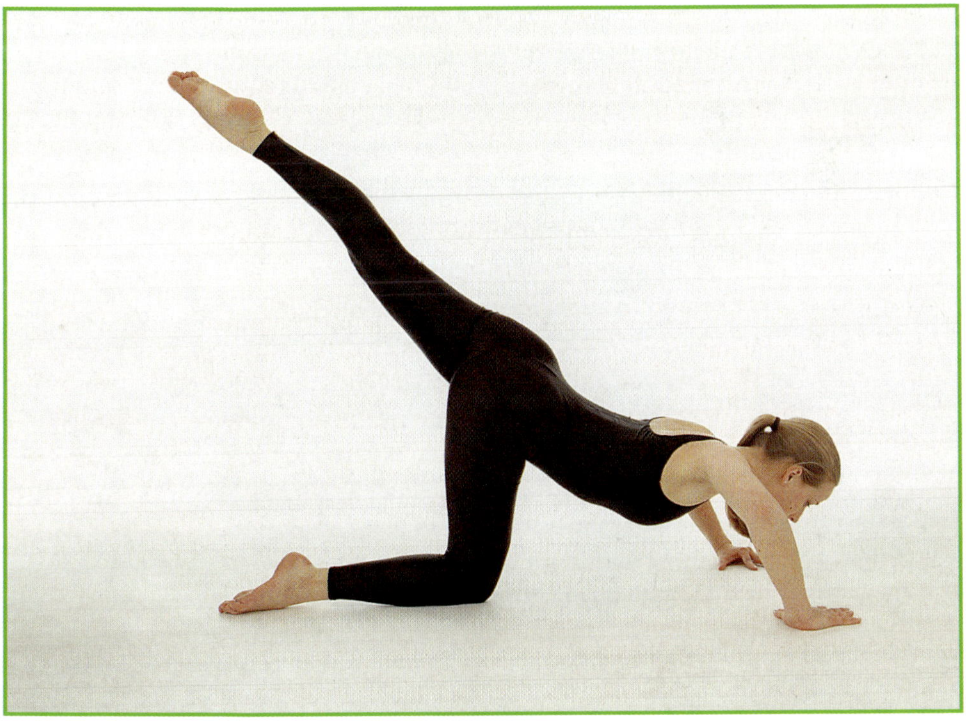

38

difficile

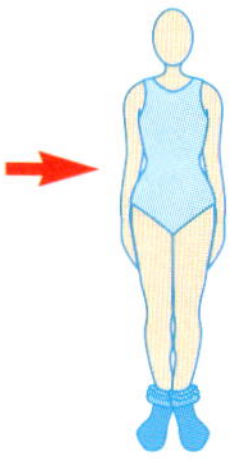

objectif

Renforcement des abdominaux obliques.

Les abdominaux obliques forment la « taille des couturiers ». C'est l'espace compris entre les côtes et le bassin. Plus ils sont toniques, plus la taille s'affine.

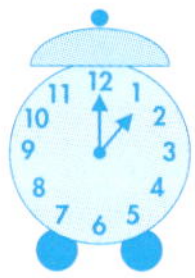

durée : 3 minutes 30

Maintenez la position 10 secondes.

Répétez 10 fois de chaque côté.

1 position de départ

Allongez-vous sur le dos, les mains derrière la tête, les jambes fléchies à 90°, les pieds croisés.

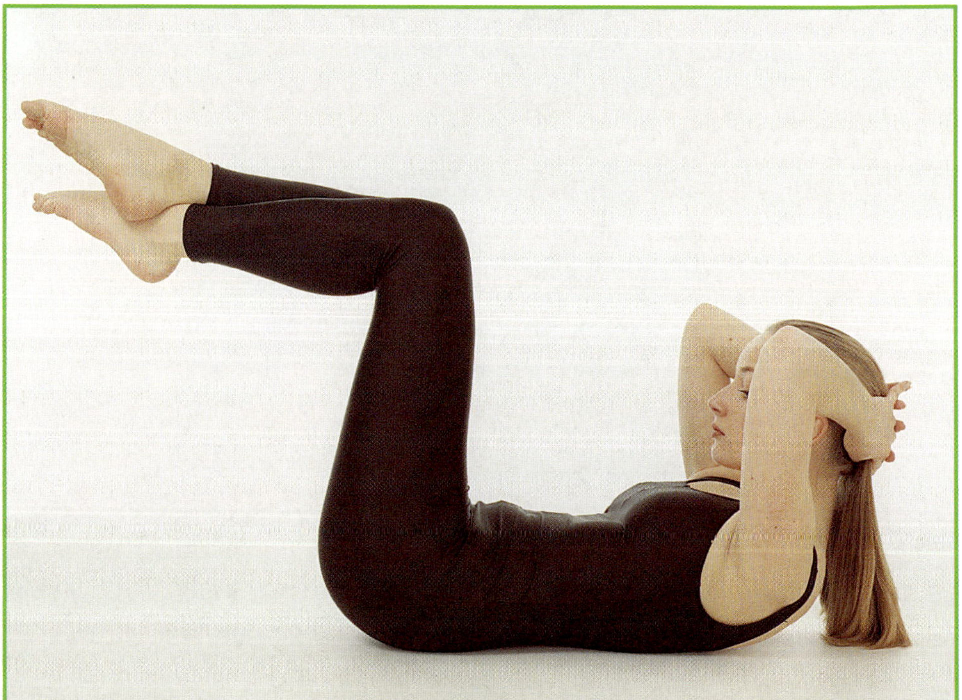

attention !

- Remontez doucement le buste, sans à-coup.

2 travail

En soufflant, amenez le coude gauche en direction du genou droit.
Amenez le coude droit en direction du genou gauche.

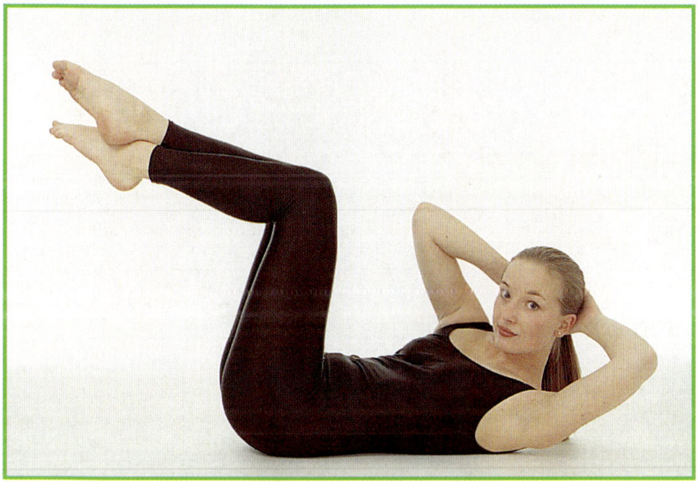

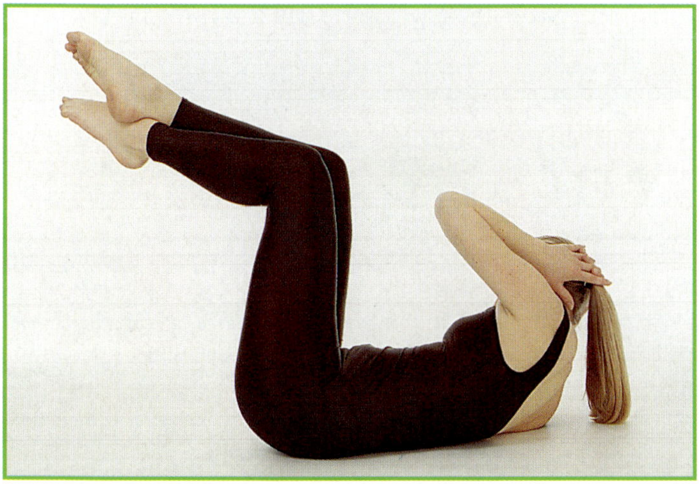

39
difficile

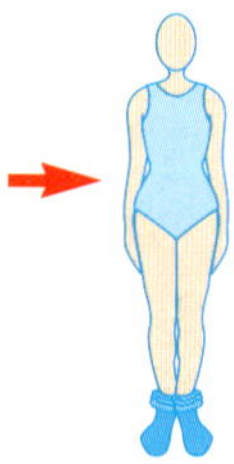

objectif

Renforcement des abdominaux.

durée : 3 minutes 30

Maintenez la position
10 secondes.

Répétez 10 fois
pour chaque jambe.

1 position de départ

Asseyez-vous, les jambes fléchies, le buste penché en arrière, les bras tendus au-dessus de la tête, un bâton dans les mains.

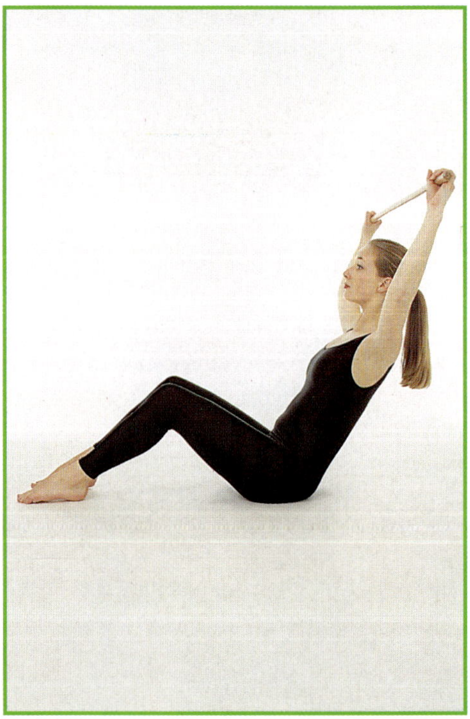

attention !

- N'arrondissez pas le dos.
- Ne baissez pas les bras.

2 travail

En soufflant, levez et tendez une jambe.
Maintenez la position.
Changez de jambe.

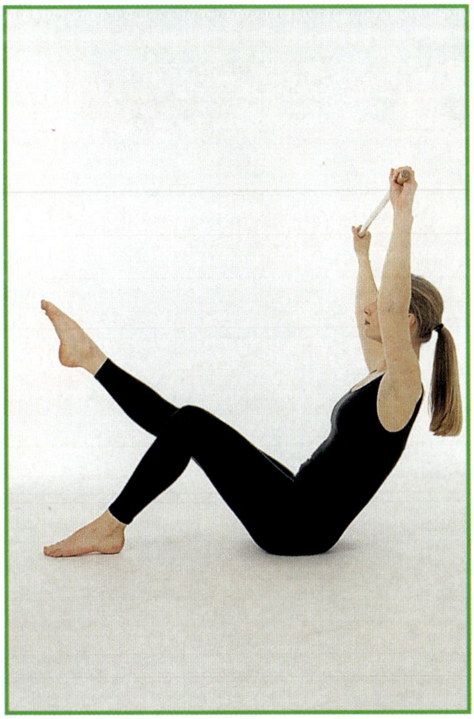

40

difficile

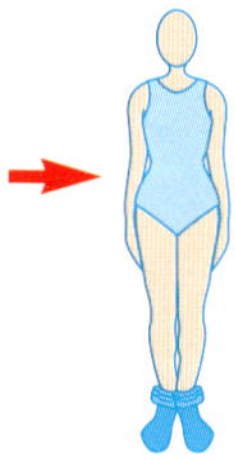

objectif

Renforcement des abdominaux.

durée : 3 minutes 30

Maintenez la position 10 secondes.

Répétez 10 fois jambes tendues, 10 fois mains aux épaules.

1 position de départ

Asseyez-vous les jambes pliées, les mains posées en arrière des fesses, les bras tendus.

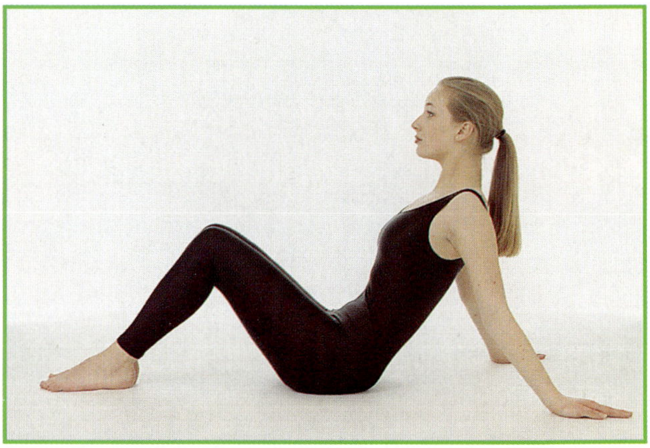

2 travail

Contractez fortement les abdominaux et amenez les mains aux épaules.

Maintenez la position.

Reposez les mains.

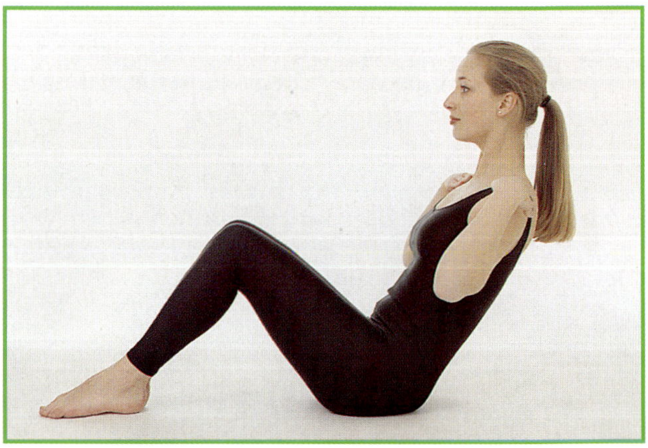

attention !

- N'arrondissez pas le dos.
- Lorsque vous avez les mains aux épaules, les pieds ne doivent pas décoller du sol.

3 Tendez les jambes et maintenez la position.

Alternez : 10 fois jambes tendues, 10 fois mains aux épaules.

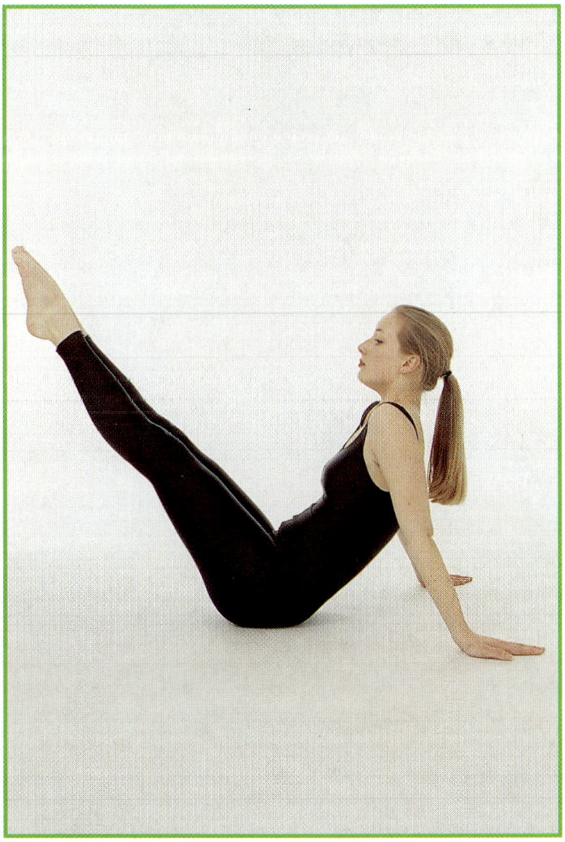

41
difficile

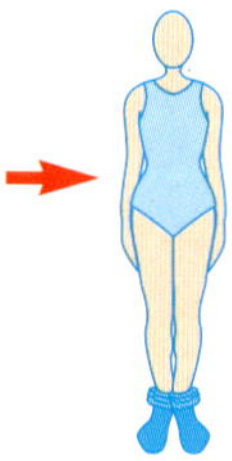

objectif

Renforcement des abdominaux.

durée : 3 minutes 30

Tenez la position 10 secondes.

Répétez 10 fois
pour chaque jambe.

1 position de départ

Allongez-vous sur le dos en appui sur les coudes.

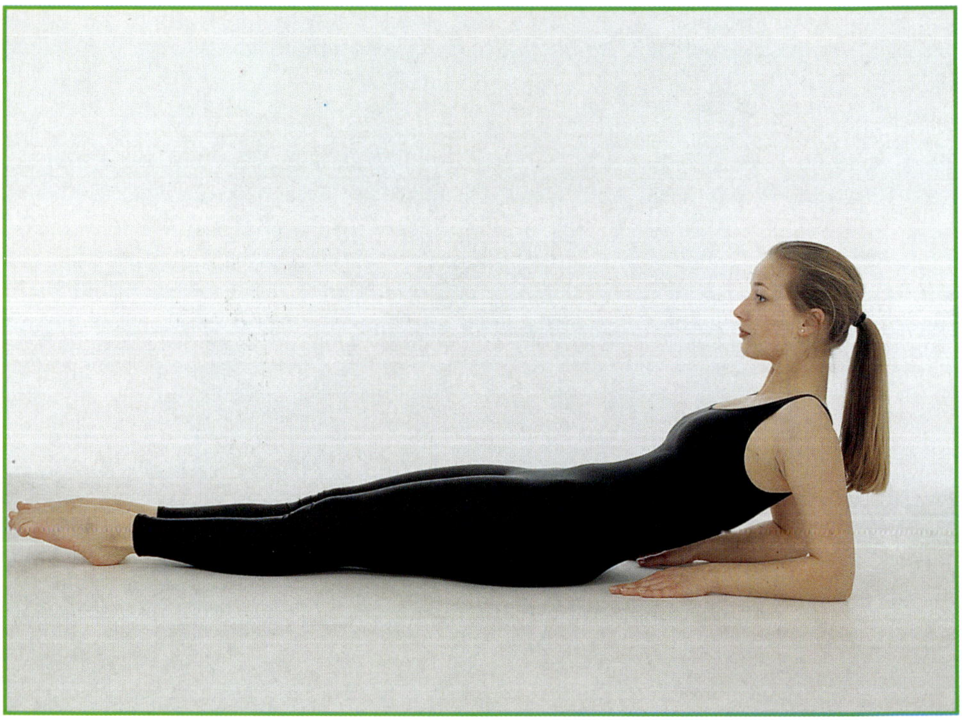

attention !

◆ **Ne creusez pas le bas du dos.**

2 travail

Tendez une jambe en l'air, pendant que l'autre est fléchie.
Tenez la position et changez de jambe.

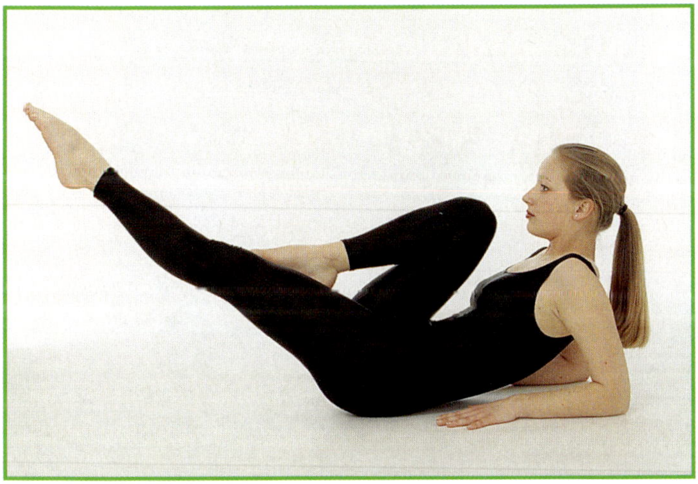

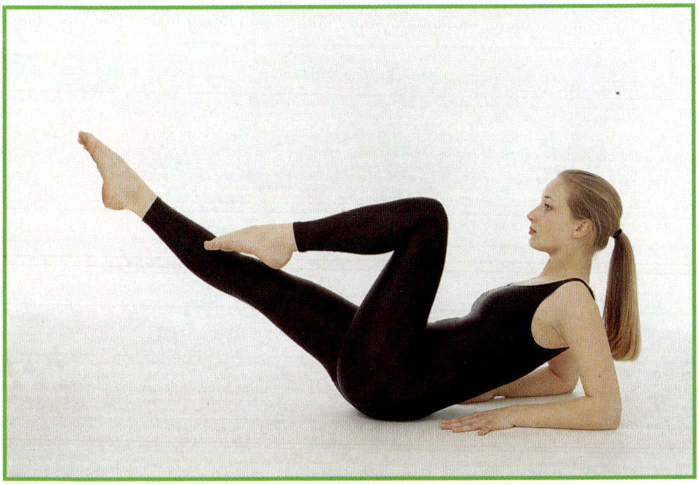

42
difficile

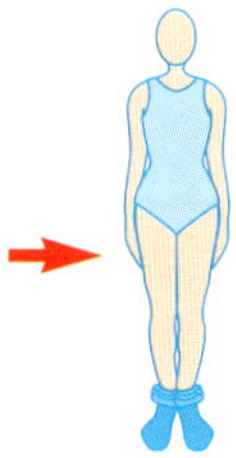

objectif

Renforcement des cuisses.

durée : 3 minutes 30

Tenez la position 10 secondes, reposez-vous 10 secondes.

Répétez 10 fois.

1 position de départ

Mettez-vous à genoux, dressé, les bras le long du corps.

Regardez droit devant vous.

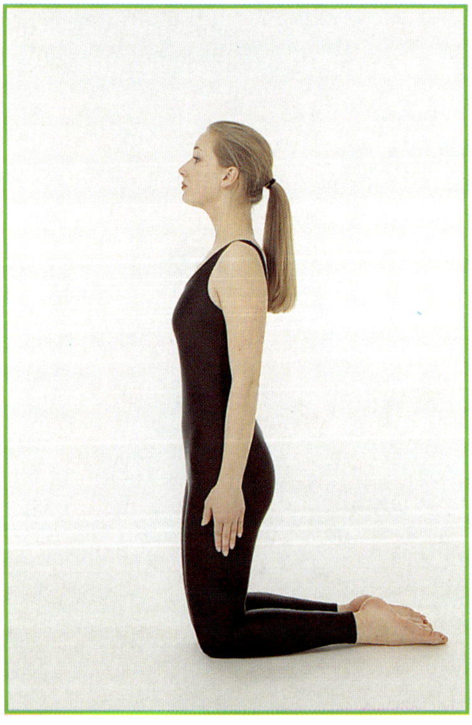

attention !

- Ne vous penchez pas en avant.
- Ne creusez pas le bas du dos.
- Ne forcez pas si vos genoux sont douloureux.

Exercice interdit aux porteurs d'une prothèse du genou.

2 travail

Levez les bras à l'horizontale.

En soufflant, descendez les fesses en direction des talons.

Effleurez les talons avec les fesses et gardez la position.

Si la position est instable, écartez les genoux.

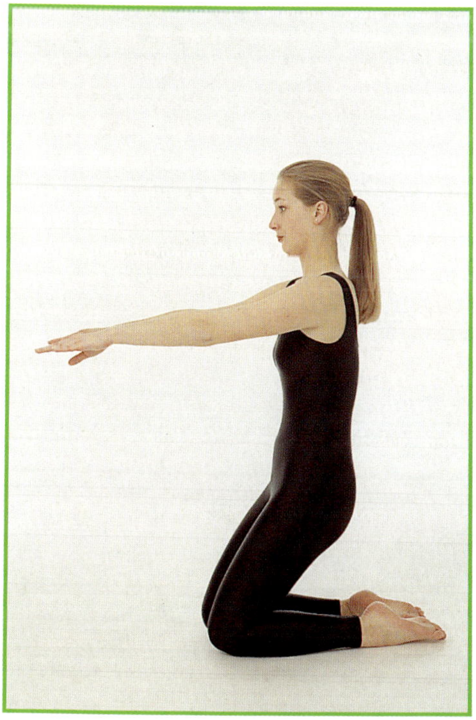

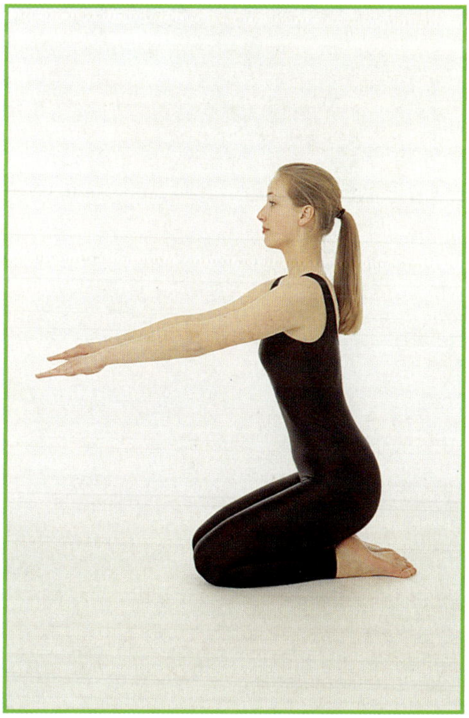

43
difficile

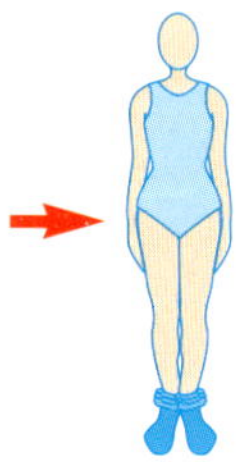

objectif

Travail des fessiers.

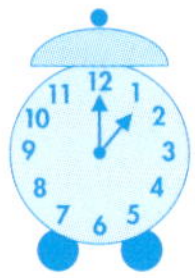

durée : 3 minutes 30

Maintenez la position 20 secondes.

Répétez 10 fois.

1 position de départ

Allongez-vous sur le dos en appui sur les coudes.

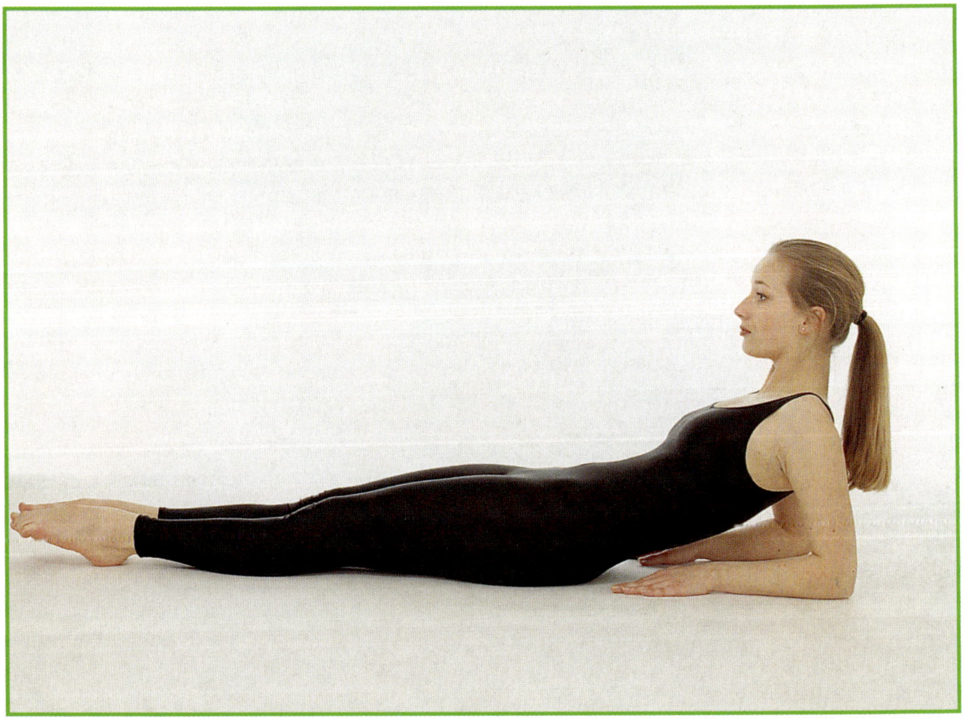

attention !

- Ne creusez pas le dos.
- Dans la position de travail, les pieds, le bassin et les épaules doivent être bien alignés.

2 travail

En soufflant, serrez fortement les fesses et décollez le bassin du sol.

Maintenez la position.

Relâchez.

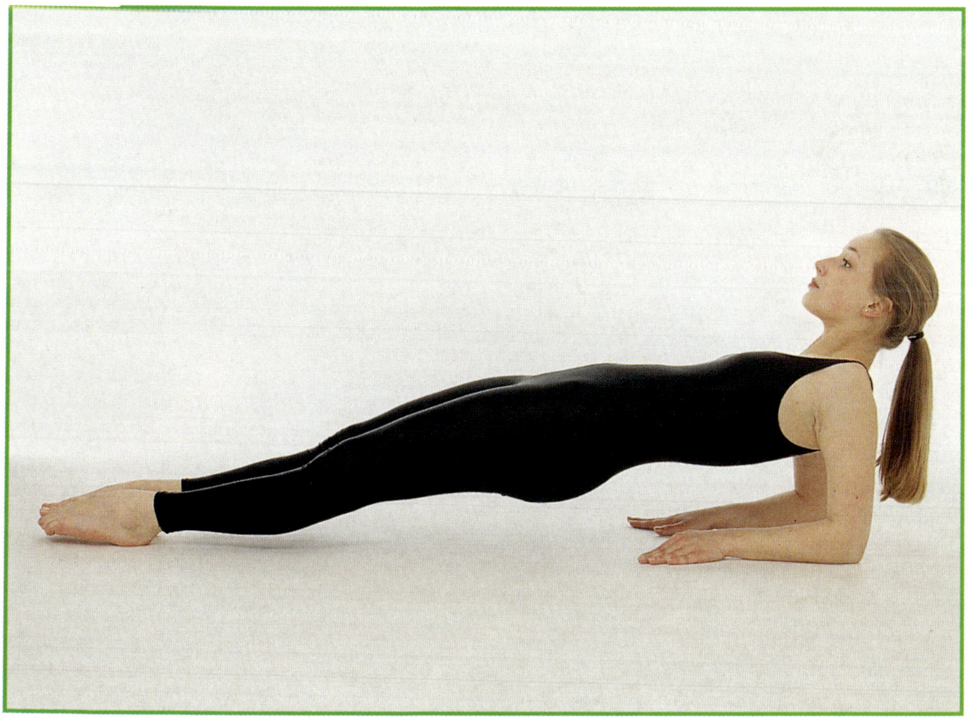

44
difficile

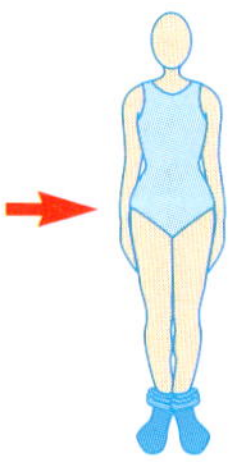

objectif

Travail des fessiers et des muscles lombaires.

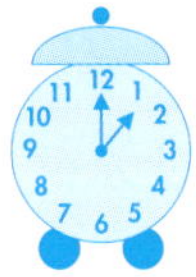

durée : 3 minutes 30

Maintenez 10 secondes.

Répétez 10 fois de chaque côté.

1 position de départ

Allongez-vous sur le côté, une jambe allongée vers le sol, l'autre pliée.

Le bras du côté du sol est allongé, l'autre plié, la main à plat.

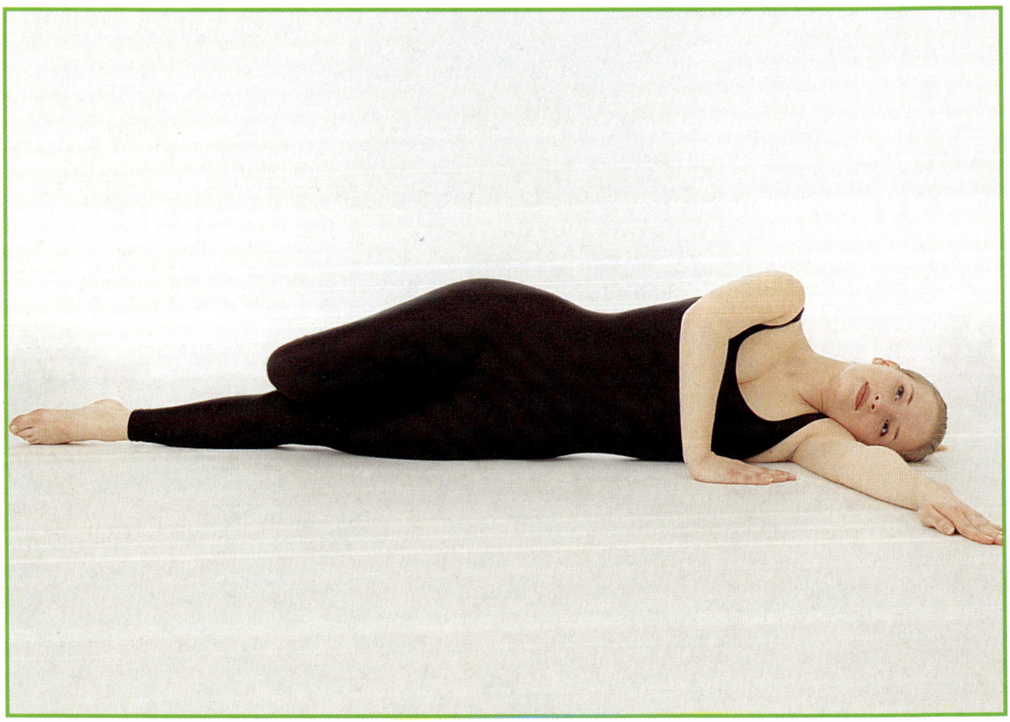

attention !

- Stabilisez votre position grâce à la main et au pied de la jambe fléchie, qui doit être posée sur le sol.

Exercice particulièrement difficile.

2 travail

En soufflant, soulevez le bassin.

Maintenez la position.

Changez de côté.

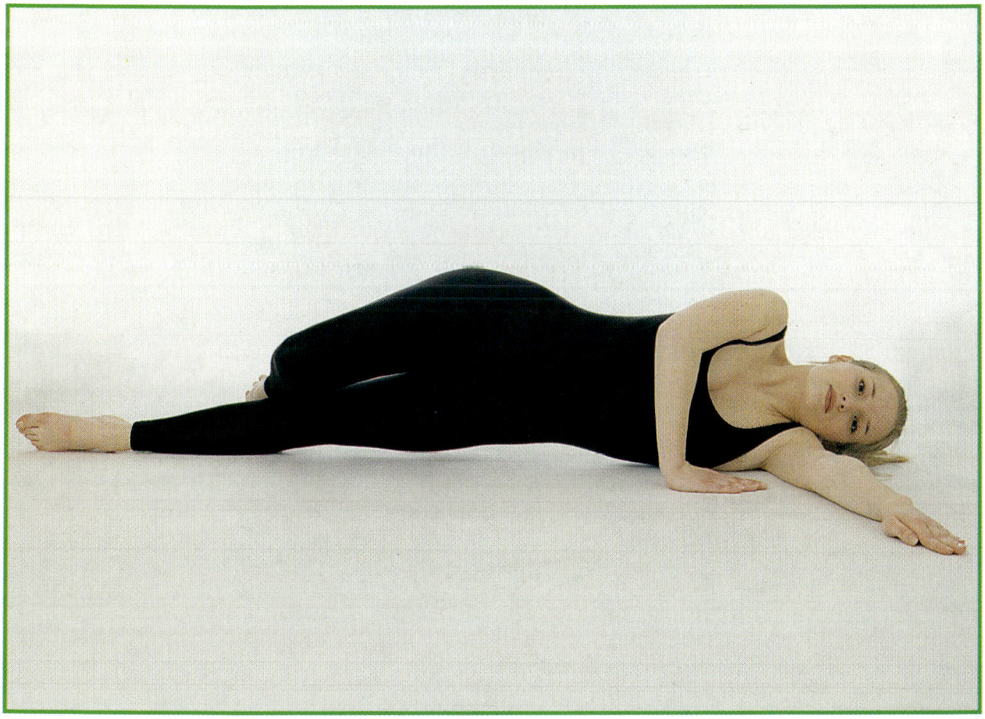

45
difficile

objectif

Travail de coordination et d'équilibre.

durée : 1 minute

Gardez la position 5 secondes.

Répétez 12 fois.

1 position de départ

Debout sur une jambe, fléchissez l'autre, écartée à 90°.
Les mains sont posées à plat sur le bassin.

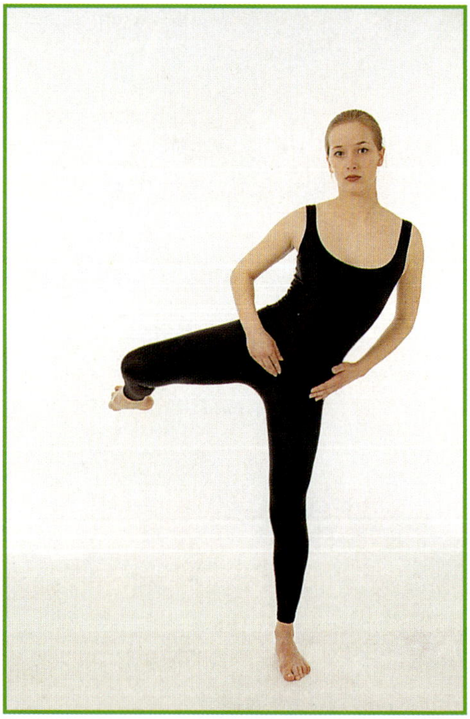

attention !

- Ne vous penchez pas en avant.
- Tendez toujours les jambes.

Cet exercice, inspiré des arts martiaux, demande une grande souplesse pour être bien fait.

2 travail

En soufflant, tendez lentement la jambe fléchie.

Regardez votre pied.

Gardez la position en restant le plus immobile possible.

Revenez à la position de départ.

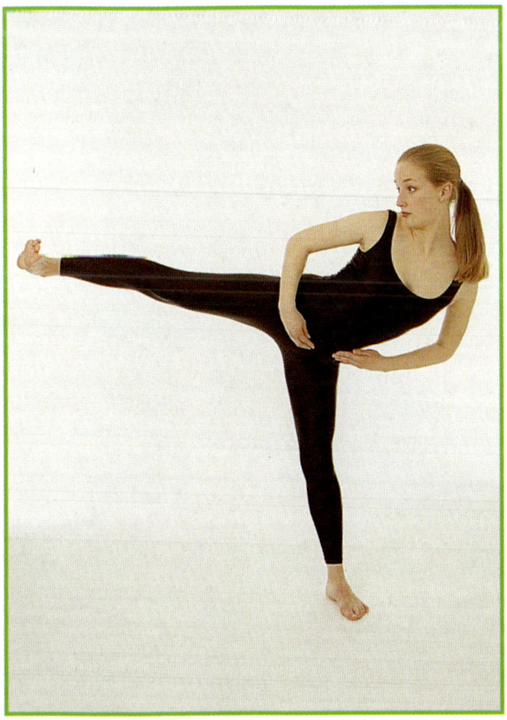

46
difficile

objectif

Étirement général et travail de l'équilibre.

durée : 1 minute 40

Restez en équilibre 10 secondes.

Répétez 5 fois sur chaque jambe.

1 position de départ

Mettez-vous sur une jambe, tendez l'autre jambe en arrière, penchez le buste à 90°.

Tendez les bras en avant.

2 travail

Le bras, le buste et la jambe arrière doivent être alignés.

Cherchez à vous grandir au maximum, en tirant sur les mains en avant et sur la jambe en arrière.

En soufflant, gardez la position.

Changez de jambe d'appui.

attention !

- Restez immobile le plus longtemps possible.
- Ne creusez pas exagérément le dos.

Cet exercice est recommandé aux personnes présentant de légers troubles de l'équilibre.

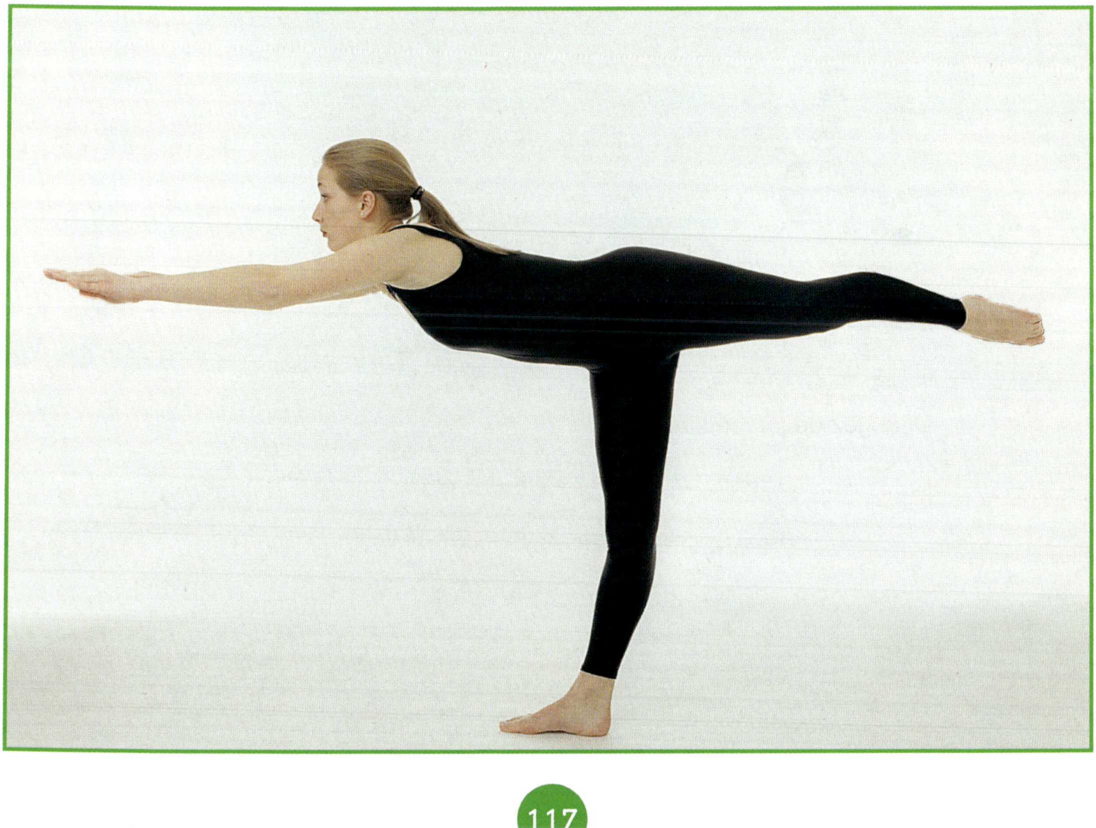

47

difficile

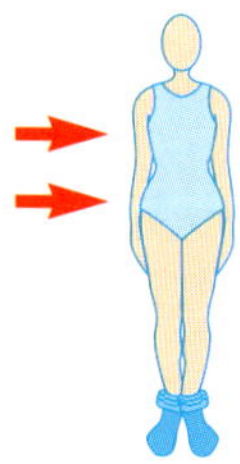

objectif

Renforcement des bras et du dos.

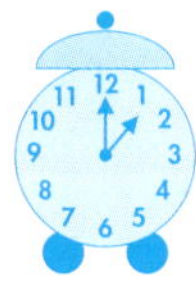

durée : 3 minutes 30

Maintenez la position 10 secondes.

Répétez 10 fois pour chaque bras.

1 position de départ

Debout, écartez les jambes, penchez le buste en avant.

Tendez un bras en avant et l'autre en arrière.

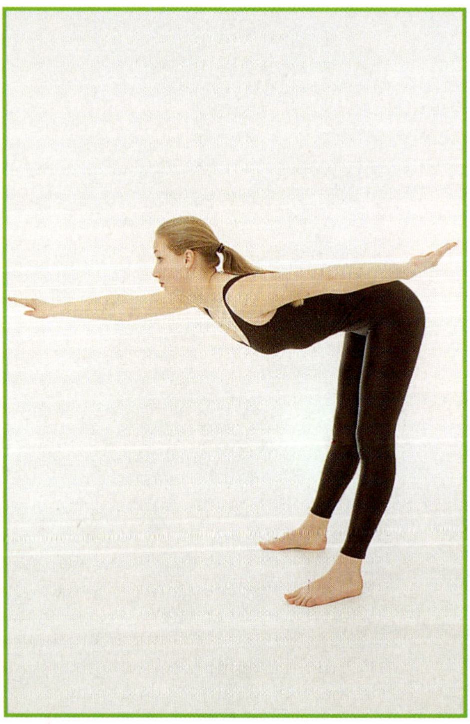

attention !

- Ne basculez pas en avant.
- Le buste doit être horizontal.

Exercice recommandé aux personnes travaillant assises.

2 travail

Tirez fort sur votre bras en avant.

Cherchez à vous étirer le plus possible vers l'avant.

En soufflant, maintenez la position.

Changez de bras.

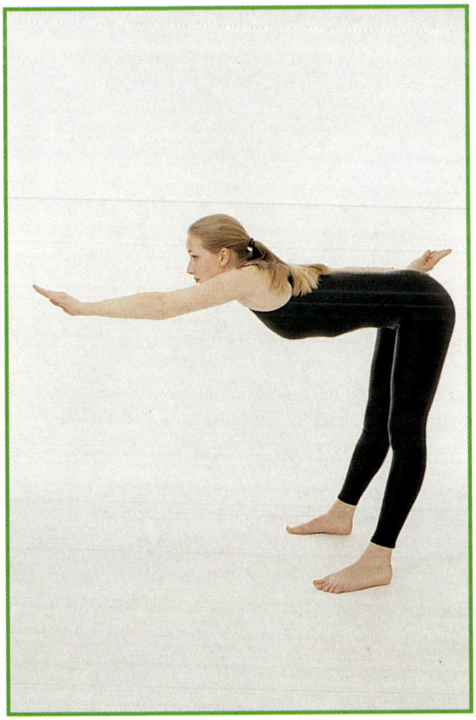

48
difficile

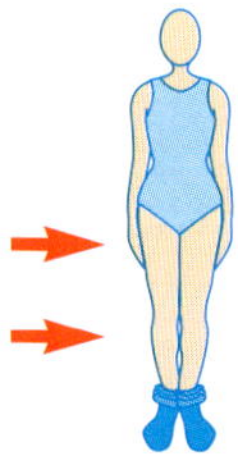

objectif

Étirement des membres inférieurs.

Cet exercice permet d'étirer les fessiers, les ischio-jambiers et les adducteurs.

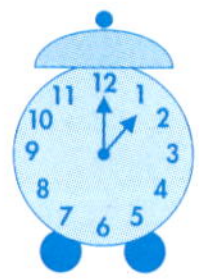

durée : 2 minutes 30

Maintenez chacune des 3 positions 10 secondes.

Répétez l'exercice 5 fois.

1 position de départ

Debout, écartez les jambes.

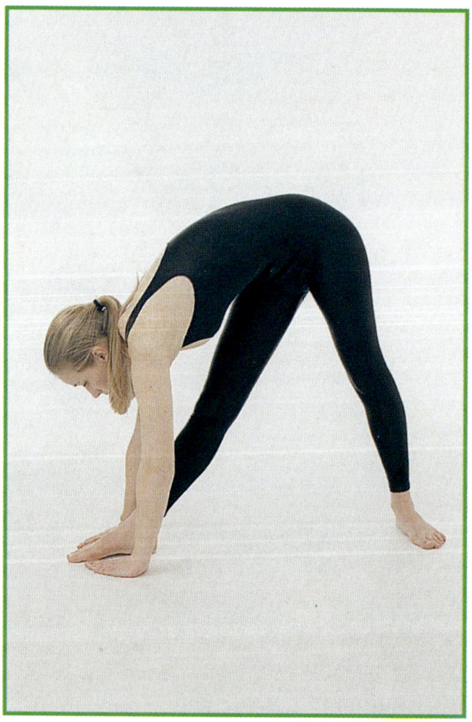

attention !

- **Ne donnez pas d'à-coup pour descendre.**
- **Ne pliez pas les jambes.**

Si vous ne pouvez pas poser vos mains sur le sol, allez aussi loin que possible : mains sur les chevilles par exemple.

2 travail

En soufflant, penchez-vous en direction de l'un de vos pieds et essayez de poser vos mains de chaque côté.

Maintenez la position.

Posez vos mains devant vous. Maintenez la position.

Sans remonter, pivotez et posez vos mains de chaque côté de l'autre pied.

Maintenez la position.

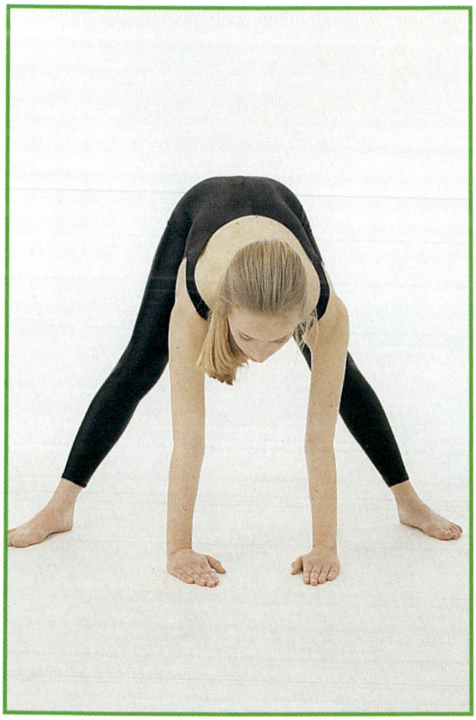

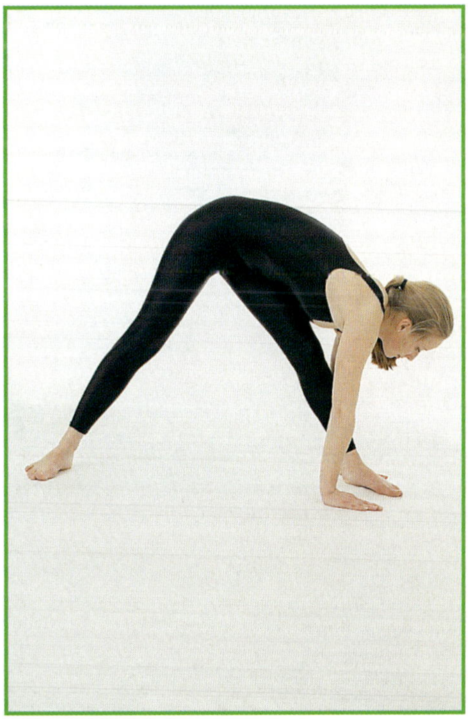

49

difficile

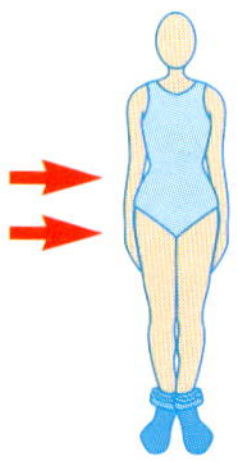

objectif

Renforcement des fessiers et des muscles du dos.

durée : 3 minutes 30

Maintenez la position pendant 10 secondes.

Répétez 10 fois.

1 position de départ

Allongez-vous sur le dos, les jambes écartées, vos pieds se touchant, les mains derrière la tête.

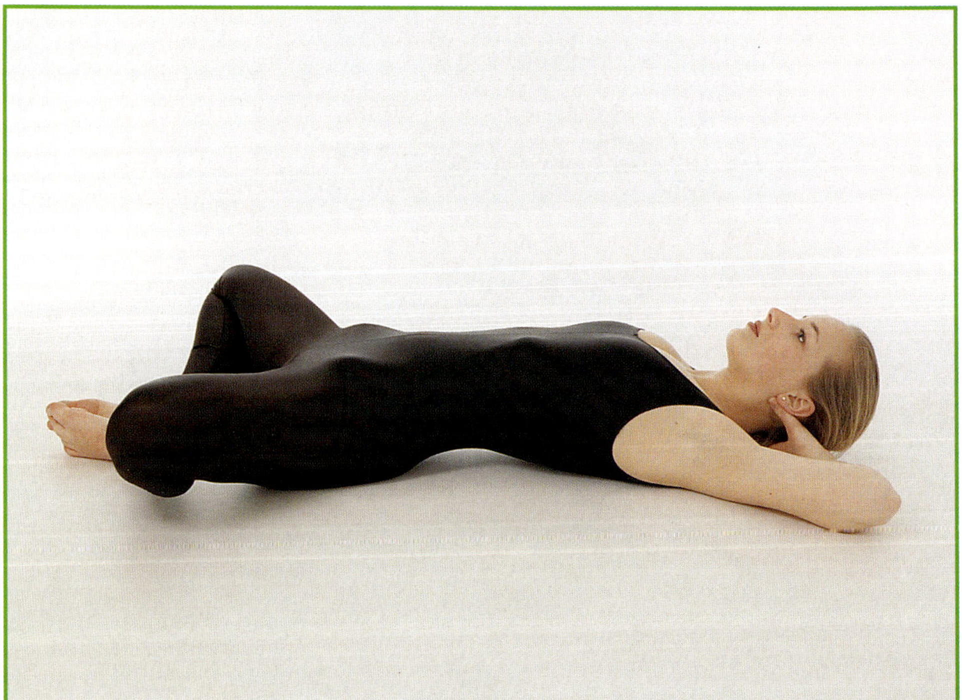

attention !

- Ne creusez pas exagérément le dos.
- Ne levez pas la tête.
- Ne serrez pas les jambes.

2 travail

Contractez fortement les fessiers et les muscles du dos pour soulever le bassin.

Maintenez la position.

Montez lentement le bassin et enfoncez bien les coudes dans le sol pour avoir un appui solide.

Serrez les omoplates.

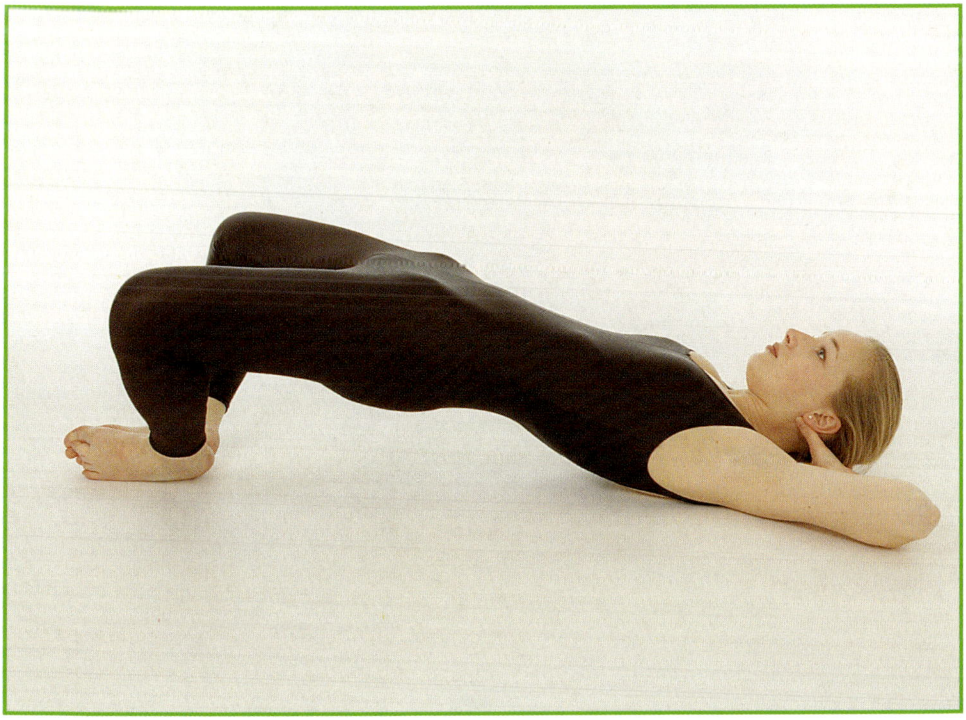

50
difficile

objectif

Travail d'équilibre et de souplesse.

durée : 2 minutes 30

Maintenez l'équilibre 30 secondes.

Répétez 5 fois.

1 position de départ

Mettez-vous en appui sur une jambe.

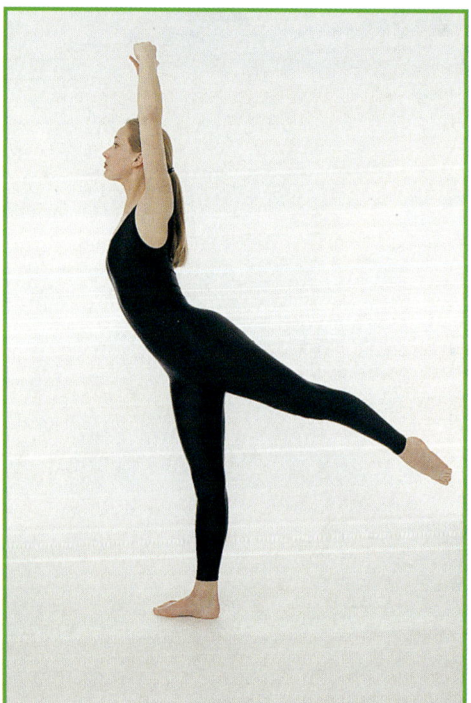

attention !

- Ne baissez pas la jambe arrière.
- Restez le plus immobile possible.

Cet exercice est une synthèse des efforts rencontrés dans cet ouvrage. Pour être bien réalisé, il nécessite souplesse, équilibre et tonus musculaire.

2 travail

En appui sur votre jambe bien tendue, tendez l'autre jambe en arrière. Tirez sur la pointe du pied.

Les bras sont tendus au-dessus de la tête, mains jointes.

En soufflant, maintenez la position en vous grandissant au maximum.

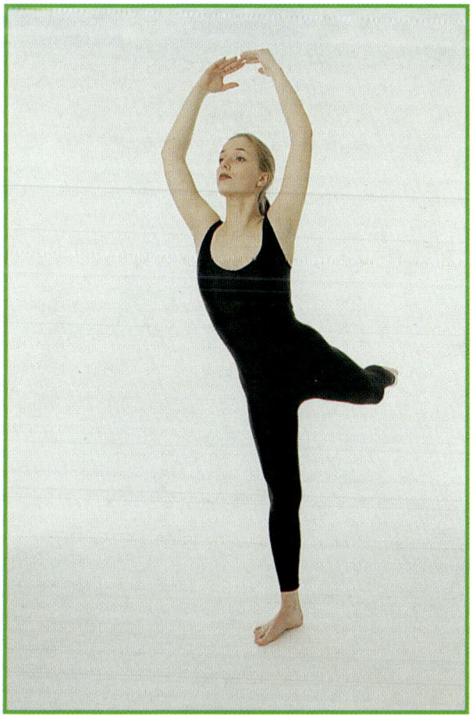

Remerciements :
Sophie Delmotte,
Marie Pally-Norguet,
Didier Barut,
Patrick Tagand,
Dominique Bonneau.

Photogravure et flashage en imposition : Pollina s.a.
Papier : BVS-Plus brillant 170 g. des Papeteries Scheufelen, Allemagne.
Achevé d'imprimer et broché en novembre 2001
sur les presses de l'imprimerie Pollina s.a., Luçon

100 %
chlorfrei
chlorine free
sans chlore
exento de cloro
senza cloro

N° d'édition : FT102907
N° d'impression : 85015-B
Dépôt légal : avril 1998

Imprimé en France